王唯工科學脈診生活保健指南

從食指看健康

美國馬里蘭大學營養學碩士
金姆健康科技總經理

王恬中——著

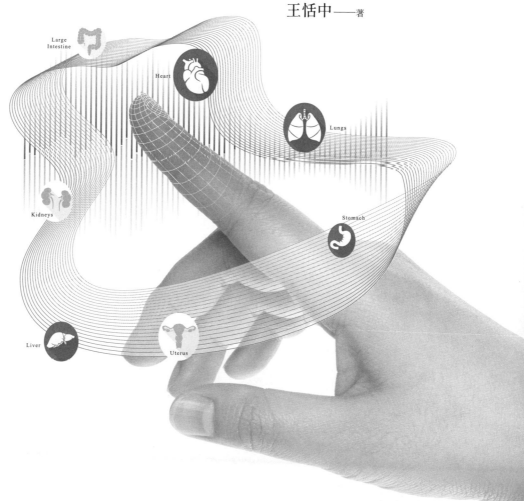

將古人的智慧
與科學知識相結合

國立臺灣師範大學物理系 王林玉英教授

以最低的物質消耗維護全人類健康是未來醫學的新趨勢。這本書是小女王恬中將生理與營養的專業知識應用於科學脈診，朝這個方向邁進的一小步。

先夫王唯工將中醫與現代科學聯結，當做他一個重要的志業，因積勞成疾，三個孩子受到他的感召，也先後加入這個有益於全人類健康福祉的工作。他們就像我們家牆上掛著的一張漫畫掛圖，三個小孩在一艘行駛中的船上……

寬厚穩重、個性堅毅的姊姊怡中是船上的掌舵手，她爸爸生前很多發明專利申請及在美國的臨床測試都靠她來輔佐；我喜歡單純的循環力學研究，她也一再鼓勵我把它完成，幾乎所有我投寄到各雜誌的文章，她都參與內容與文字的修改；對弟妹更是照顧有加。

老二晉中是個勇敢的冒險家，他主修電機，但物理與應用數學基本概念學得很徹底，大學時就參與腕部脈診儀的設計和資料分析；我在建立動脈系統循環物理基礎時，有關動脈末端形成迴路的邊界條件不知如何處理，也靠他提醒而豁然開朗；他爸爸生病時，他從國外回

來，在與王老師親如父子的詹明宜學長協助下，也進一步開發了手指的脈診儀。

老三恬中本來是個被大家寵愛著睡在搖籃裡的小寶貝，長大後，走過人生很多的艱難路，因為一路的迂迴而徹底學習了很多有關醫學與營養的專業知識。這本書，正是她把這些專業知識應用在脈診儀的心得整理。

— • —

分析脈搏來探討人體的身體狀況，是古文明留給後人的一大遺產。《黃帝內經》中有所記載，古希臘的名醫蓋倫也一再建議每個人自小就要追蹤健康時的脈搏，並研究不同的飲食、運動與生理狀況對其脈絡的改變。

為什麼動脈系統的末端可以迅速反映出身體狀況的改變呢？這個問題的答案，和現代普及的手臂血壓量測為什麼可以反映心血管系統整體狀況的答案是一樣的 註 。因為人體的心－動脈系統是一個效率無與倫比的多層級複合式灌溉系統，它以極小的功率維持全身所有彈性的動脈管內週期性的血壓來灌溉血液。正如一個極高效率的政府，能很快地將全國狀況的回饋做適當反應，而上令能立即下達，所以你可以從各縣市，甚至於從區公所當下的預算分配變化，推知中央政府當前財源的分布狀況。

目前以手臂血壓做為普及的全身生理指標，而不插入主動脈內做侵入式的測量，是因為任何兩處的血壓有直接的相關性或轉換函數。當然選擇容易測試的方法。

古代中醫以手指在病人的三部九候做觸診，歷代醫書對腕部寸、關、尺三點的脈搏研究最多。現代科技進展，可以儀器量到腕部及指端彈性動脈管的週期性脈搏。為了使脈診普及化，照顧人類的健康，並承續祖先留給我們幾千年的中醫智慧，腕部與指部脈診儀的開發與

應用是當前努力的目標。

現有科技診斷偏重於得病後的精確測量，但是在這多災多難、物質資源不足的地球上，我們希望推動的是以最低消耗的診斷來輔助日常保健與重病的預防。我們要把古人的智慧和現代各種科學知識融合在一起，本書就是小女根據這個原則所寫的。我的孩子們希望大家一起來努力，期望萬家爭鳴，百花齊放，激發出更多保護人類健康的好方法。讓我們向狹隘的祕傳和門戶說掰掰，如胡適先生所言：有多少證據說多少話。

我的博士老師，八十多歲的馬里蘭大學資深教授在兩年多前詢問我的近況，我向他報告說，我的三個孩子都跳上了同一艘正在驚濤駭浪中行駛的船隻。很感謝的是，在這幾年裡，得到政府和很多人的幫助，現在雖然還沒有風平浪靜，但已經有一些成果了。

恬中在寫這本書時，有時候會分享她為了寫得讓人看懂，自己更加融會貫通的興奮和喜悅。人生的收穫有時候是在很長久之後，而這部分是由老天在掌管的。所以我最喜歡對我的孩子和學生們說：「我們要隨時享受在耕耘過程中的快樂和自在。」在此，我也想以此和所有的讀者共勉之！

註 Lin Wang, YY. (2019). Did you know Developing quantitative pulse diagnosis with realistic hemodynamic theory can pave a way for future personalized healthcare. Acta Physiologica, e13260. https://doi.org/10.1111/apha.13260

中醫科學化
與生活化的最佳示範

衛生福利部中醫藥司 黃怡超司長

　　我與王唯工教授相識多年，王教授提出「循環共振理論」為中醫科學化奠定穩固的基礎，透過脈診儀客觀的數據，讓中醫也能和西醫在同樣的科學平台上對談交流。而我與恬中碰面，卻是在王教授的告別式上，一方面很不捨送走老朋友，另一方面卻很欣慰王教授後繼有人，子女當仁不讓地離開原本舒適圈，跳出來繼續為了中醫科學化而努力，造福更多的民眾。

　　最近我有機會讀了恬中的新書《從食指看健康：王唯工科學脈診生活保健指南》，更確認了當初的想法。這本書用深入淺出的方式將王教授的循環共振理論介紹給大家認識，並且透過討論實際例子與大家關注的時事議題，將科學脈診代入日常生活應用，同時融入營養學專業，讓讀者能將王教授的科學脈診實踐在生活中。此外，書裡也提到近幾年的研究，以科學脈診重新詮釋中醫與常見的疾病。最後並以自身例子告知讀者如何正確使用自己的身體，如何讓自己吃得健康，活得快樂。

　　東方與西方的融合在文化界已有很多成功的例子，像是雲門舞集

將東方的特色代入現代舞蹈中介紹給全世界；李安導演透過電影讓全世界了解東方的文化，其作品《臥虎藏龍》更得了奧斯卡獎。

中西醫學的結合是我一直在推動的政策目標。近幾年也可看到世界對中醫的改觀，從另類醫學慢慢變成互補、整合醫學；在中國流傳一千多年的中草藥青蒿，被提煉出青蒿素，可有效治療瘧疾，發明人甚至因此得到諾貝爾獎；歐洲植物藥在全球大賣；而在國內各大醫院也開始增設中醫部門，中醫在各方面逐漸受到主流市場認可，中西醫的結合不再是夢想！

這本書從身邊的例子和飲食、運動，成功地將科學中醫融入生活當中，特別推薦給想讓自己更健康，生活更美好的人。

奠定中醫脈診的科學基礎，解開傳統醫學之惑

慈濟大學醫學系生化學科 陳灝平副教授

　　本人在好山好水的花蓮進行中藥「金創膏」相關研究。關於中草藥的分類、化學成分分析、生物活性分析這些知識或技術，並不感覺陌生。由於本身的專業並非中醫藥，也開始抽空閱讀一些中醫概論的書籍，不僅覺得有趣，也體會到中醫藥與西醫藥在根本上的差異。

　　西醫藥立論於分子的層次，不論從基因的表現，到藥物作用的機轉，率皆脈絡清晰，理論完整，並佐以大量的實驗證明。通常分子層次的研究走到極致，就是化學技術的切入點了。縱然如此，目前在臨床醫學上，仍然有許多未解的難題。

　　而在閱讀中醫的文獻時，不論是「望、聞、問、切」，皆是以整個人體為一系統來評量，想要以現有的生化或是化學技術進行研究，因為系統太大，總有藥不對症之感。其中尤以脈診為最，感到渾然不可解。

　　一日在花蓮政大書城翻閱到王唯工教授著作《氣的樂章》一書。書中的「血液循環共振理論」，明快得好似斷案捉贓，直指人心。首先指出了傳統生理學，僅將心臟當成泵浦的種種無法解釋之處；然後以

傅立葉轉換，分析從左心室擠壓出的血液，撞擊反轉的主動脈弓所產生之壓力波；最後用動物實驗詮釋所產生的各種諧波。

王教授的研究，不僅提供了中醫脈診的理論基礎，更重要的是，讓脈診的結果可以量化，有了可以反覆檢驗的共通平台。為了揭開中醫脈診的更多奧祕，我們於今年將該脈診儀引進花蓮慈濟醫院的「中西醫合療研究發展中心」展開研究，希望未來能有一些研究成果。

讓人遺憾的是，王唯工教授已經過世了。他的三位子女，原本在各自的專業上，都相當有成就。為了將父親的研究成果繼續發揚光大，子承父業，毅然地踏上了將脈診儀商品化之路。尤其讓我印象深刻的是，該公司脈診儀的分析，可以很好的詮釋「醫食同源」這個中醫的傳統觀念。在此祝福他們公司的發展，並能揭開更多中醫脈診的奧祕，故特為之序。

[作者序] # 科學脈診的日常應用

王恬中

2017 年 10 月 25 日，我爸爸王唯工教授離世，在他離開前，我在病榻前答應他：我會用我剩下的餘生繼續他一輩子最在乎的「科學脈診」研究。

———•———

國小時，每到寒暑假就在爸爸的實驗室裡做老鼠的歸經實驗，剛開始其實沒有很懂在幹嘛，我從小不大會讀書，唯一可以被爸爸稱讚的就是一雙靈巧的手，麻醉大鼠、固定、切開尾巴露出尾動脈，再將感應器插入尾動脈裡面，不能傷害到血管，我想這對於一般成人而言都屬困難之事，但對當時年紀還很小的我來說，卻是一塊小蛋糕，採脈、餵藥、再採脈實驗就結束了。

由於從小的訓練，我一直對於動物實驗很拿手，在之後的研究生涯裡也犧牲了非常多隻老鼠，最後決心放下屠刀，成為一個不再殺生而是「救生」的獸醫。除了因曾經犧牲過太多老鼠，讓我很想變成獸醫彌補一下之外，選擇當一個獸醫、念營養學，都是因為我有一個大師般的爸爸，在他的眼中，我的懶惰看起來格外地諷刺，而我的努力也微不足道。所以我決心要走一條與大師不同的路途，一個屬於我自己的人生。

爸爸研究中醫，那我學西醫！

爸爸研究中藥，那我來研究營養！

爸爸研究人，那更好，剩下的動物我全包了！

但是平常在飯桌上、在客廳裡聽過太多的中醫，無形中潛移默化了我的生活，表面上裝出來的叛逆，在我變成一個「主要從事西醫療法」的獸醫後開始動搖。在做臨床獸醫的時候，我發現西醫在很多情況下其實是束手無策的，有時候雖然「有策」，但是並不是一個「好策」，而當我在遇到好幾次「無策」之後，我拿下了我叛逆的面具，不恥「上」問，向爸爸請教中醫的治療方式，其中還包括了我自己最寶貝的狗狗們。

我親身體驗了用中藥與針灸治好下半身麻痺的小狗，中藥戰勝了抗生素治不好的慢性鼻炎，活血化瘀的中藥成功地減少了不明原因的癲癇頻率，就連西醫找不到原因的消化系統虛弱（不時地吐血與拉血便），也在中藥的幫助下痊癒。還有西醫只能吊命的心臟瓣膜缺損小狗，在中藥的幫助下，已經八年了，還維持得非常好……曾經遭我嗤之以鼻的中醫，原來不只是個不可多得的大寶藏，如果可以與西醫並肩合作，相信醫學發展將會更進一步，造福全世界的「動物」，當然也包括人類。

故事講到這裡，大家應該會猜，迷途知返的小羊應該會馬上投入爸爸的懷抱。很可惜並沒有。叛逆的小羊一心想證明自己也是可以獨當一面的，所以我一直在爸爸沒有涉獵的營養學與寵物的範疇裡，自己奔跑得很開心，只有在臨床上遇到沒辦法解決的問題時，才會去找爸爸惡補中醫，一直到爸爸發現他自己生病了……

他急著要把自己滿肚子的學問，一次全部倒出來給我們三個小孩，還一直認為有醫學與營養學背景的我應該把歸經 註 的實驗繼續做

下去，而當初我好不容易在韓國才剛打出自己的天下——伴侶動物營養專業獸醫，真的很不想突然轉換跑道，完全沒有想把「科學脈診」的研究做下去的想法。直到有一天爸爸在彌留的狀態時跟我說：「我終於可以離開這個身體，到另一個世界了。」

　　我以為他已經厭煩了病痛的身體，想要快點解脫。沒想到他接下去說：「那我就可以到另外一個世界繼續造福那邊的人群。」

　　突然間，我感到非常地愧疚，我被安逸的生活與自我感覺良好綑綁了，而爸爸的一輩子只有一個目標——「造福人類」，我覺得自己好膚淺、好自私。帶著無比愧疚的心情，我淚流滿面地答應他，剩下的每一天，我都會以王唯工教授小女兒的身分跟著姊姊與哥哥，把他在這個世界上沒做完的事情繼續做下去。

— • —

　　這本書獻給在天上的爸爸，希望這幾年我的努力讓他覺得很驕傲！他從來沒有跟我說過我很好，但是我會很努力地把「科學脈診」繼續發展下去，相信當我們再相聚的時候，他會對我說：「很好，比我想的更好！」

　　爸爸造福人群的夢想，我會用我一輩子繼續做下去！而這本書就是其中的一部分，希望每位讀者都可以因為我們的努力更健康、更快樂！

註 中醫「歸經」是中藥對特定經絡影響的紀錄。在傳統中醫中，歸經研究是通過中醫師把脈觀察，記錄不同中藥食用前後改變經絡的狀態；科學脈診研究則是以脈診儀量測，前後進行數據化分析比較，將各種增強或減弱經絡的效果用科學方式記錄。

目　錄

Part 1　《氣的樂章》幕後前導 ⋯⋯⋯⋯ 16

在廟裡聽到鼓聲，體內的「氣」跟著波動，讓他理解到「氣」是由「振動」所引起，而氣的根源就是「血液循環」，才解開氣血之謎，寫出《氣的樂章》，也因此才有機會研發出脈診儀。

Part 2　八大經絡　基本認識 ⋯⋯⋯⋯ 32

「數據怎麼說，我們就怎麼說」，這才是科學的真正意義。這幾年只是整理第〇諧波到第七諧波的數據結果，就已經發掘出非常豐富的內容，一起來認識已解開謎團的八大經絡。

目 錄

科學脈診 病症新詮釋

透過中西醫跨域合作,將脈象與症狀、疾病連結分析,可了解疾病發生的過程,及早預防。在此帶大家從認識中醫的基礎概念開始,並分享科學脈診研究下對疾病所發現的新詮釋。

《氣的樂章》
幕後前導

《氣的樂章》是爸爸的第一本書，也是他十本書中最暢銷的一本，這幾年很多人跟我反應說：「《氣的樂章》很難看得懂。」

聽到這樣的反饋，總是忍不住在心裡偷笑，因為剛回臺灣研究爸爸的「科學脈診」時，就常常有人說我講話「很不接地氣」，我一直想不通什麼是接地氣？當然也搞不懂什麼是不接地氣？最後聽到有人說：「《氣的樂章》是本好書，問題是太不接地氣了。」剎那間，我了解什麼叫做不接地氣了！

不過這真的不能怪爸爸，一輩子都在寫論文的人，要寫本科普書已然不易，還要大師說「人話」，那更不用想了！

為了讓更多人能夠了解脈診的科學與魅力所在，Part 1 我要來挑戰以「更接地氣」的方式跟大家介紹「王唯工科學脈診」的基礎理論，我會盡全力把身體緊貼在地板上，希望大家能踩著我的背，一起來了解脈診的魅力！

故事要開始了，準備好要起飛了嗎？

1 鼓的振動，
敲開氣血研究之門

　　大家曾思考過身體的血液是怎麼運送的嗎？每個人直覺一定都會想到心臟——一個在血管中間的主角！

　　心臟日夜不停地收縮，推擠著血液不停地往大動脈與肺動脈前進，就像我們說的「長江後浪推前浪」的概念；也有點像在搭捷運或者是排隊的時候，當有人在後面重重地推我們一把，如果只能前進的情況下，我們不得不往前推擠更前面的人。心臟扮演的角色就像是在後面推我們的人，而我們就是血液裡的成分，心臟推一下，我們會像骨牌往前把這個推力推往更前面的人，就這樣，一推一推，我們就越走離心臟越遠，也越來越靠近終點——身體的末梢，這樣的血液循環理論稱之為「軸向血液循環模式」，也是傳統上認為血液循環到全身的方式。

➡ 軸向血液循環模式無法解釋的問題

　　當初我在生理學課本讀到軸向血液循環模式時，覺得非常的淺顯易懂，對於我這個物理學早就還給高中老師的人來說，心臟非常努力地持續跳動，推擠著血液往前，太合理了！但是對於主修物理的爸爸來說，軸向血液循環模式太奇怪了，有好多物理學上沒辦法解釋的問題，到底是怎麼一回事呢？

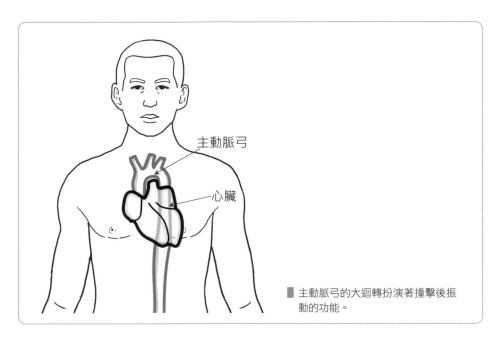

主動脈弓

心臟

■ 主動脈弓的大迴轉扮演著撞擊後振動的功能。

　　首先，最不能解釋的是「心臟收縮所提供的能量根本不夠抵抗血液本身的摩擦力」。

　　用更簡單的方式來說，就是我們在排隊的人（血液的成分）相互會有一個拉扯的力量，同時要讓我們抬腳往前移動也需要有足夠大的推力。我們不是在小鋼珠台上磨得滑溜溜的小鋼珠，而比較像在草地上的壘球，心臟在後面推動的力量根本不夠大到讓我們乖乖往前走，最多能推動靠近心臟的那幾個人，更前面的人可能晃個兩下就動不了。所以，血液要傳送到全身，絕對不可能只靠「心推擠的力量」而已。那到底是什麼提供了這麼多的能量，讓血液乖乖地從心臟出發，送往身體的每一個角落呢？

　　再來，為什麼所有的哺乳動物在心臟（左心室）打出血液到主動脈後，馬上有一個叫主動脈弓的180度大迴轉？心臟如果扮演著推擠血液的角色，持續收縮，將血液擠出心臟，理論上推擠的方向越是一直線，被消耗的能量就會越少。大家可以想像一下，我們直直往前衝的

時候，速度是最容易維持的，如果跑一跑突然要反過來跑，我們就必須先把速度完全停止，然後才能再重新加速。

　　心臟收縮時所提供的能量，本就已經不足以讓血液分配到全身，居然還在心臟擠出血液之後，馬上面對一個180度的迴旋，物理學學得比較好的朋友（我先自首，我大學前物理是很好的，可是在大學上完普物之後都還給爸媽了）應該知道，如果血管是硬硬的牆壁，按照牛頓第三運動定律，作用力與反作用力會讓血液前進的動能維持，但是血管不是牆壁，是有高度彈性的結構，這樣就不符合完全彈性碰撞的條件了。

　　有彈性的血管會吸收心臟提供血液前進的動能而變成血管的位能，也就是說，血液前進的動能經過了主動脈弓，大部分移轉給主動脈的管壁了，所以支持軸向血液循環模式的學者們從來都沒有真正討論主動脈弓存在的意義，因為他們不知道該如何解釋這幾億年演化的意義。那身體到底是用什麼方法，或者說是什麼樣的能量，讓血液可以在我們身體內循環？

　　其實在《氣的樂章》裡面列舉了七大問題，在這裡我只提出兩個，歡迎大家把書拿出來再翻閱，看看其他五個問題。

⇒ 鼓聲敲開謎團

　　有一次寺廟辦活動的時候，爸爸剛巧經過。記憶中他一直有練氣功的習慣，那天在寺廟裡，他突然發現身體的「氣」居然被鼓聲影響，明顯感受到大鼓的振動，使得他身體內部的「氣」也跟著波動，他突然如醍醐灌頂一般，理解到「氣」是由「振動」所引起，而氣的根源就是「血液循環」。

經過長期的苦思與物理分析，他進而發現原來哺乳動物都有的「主動脈弓」就是血液循環的起點。當心臟收縮，將血液擠出後，血液衝出撞擊到180度轉彎的主動脈弓上，就像是一個有彈性被拉緊的橡皮筋被彈了一下，進而讓整條橡皮筋都振動了起來。心臟出來的血液用力地「彈」在大動脈上形成了一次「振動」，這個振動經由被拉緊（動脈血管之所以有舒張壓，就是為了維持動脈被拉緊的狀態）且有彈性的動脈傳遞到末梢，心臟固定的收縮擠壓出血液，就是為使動脈維持著振動的能量，而血管振動的能量就是讓血管內部血液可以一直朝著身體末梢前進的力量。

　　大家應該都知道，橡皮筋的彈力不同，或者是拉緊的力量不一樣時，橡皮筋可以振動的狀態會受到影響，所以「動脈的振動」也會因為「動脈的狀態」不同而改變。身上互相連結的血管與器官的結構，都緊密地影響著整條「橡皮筋」的狀態，進而影響了血管的振動，而「中醫把脈」就是用手腕橈動脈的「血管振動狀態」，觀察全身血管互相影響下共振的最終結果。

　　由於人的感覺有極限，所以需要用三隻指頭，以不同的力道去感受血管振動的狀態，用不同血管振動的狀態，與身體狀況跟疾病做連結，因為各家中醫的感覺與敘述血管振動的風格不同，所以出現了各種不同派別，但是其實講的都是同一件事情——動脈的彈性與共振的狀態。

　　中國功夫中所說的「氣」，其實講的也是血管的振動，氣充足的地方就是血液共振好的地方。所謂的「氣聚膻中」，應該就是因為膻中的位置與主動脈弓非常靠近，主動脈弓（膻中）正是全身「氣（共振）」的發源地，這句話也顯示了「主動脈弓（膻中）」對於一個練氣功的人有多麼的重要。

2 物理學家的命定？研發脈診儀

　　生活在一個什麼都講究「證據」的時代，走在想「證明中醫」道路上的爸爸，遇到的第一個問題就是沒有「客觀數據」做為證據。之前說到各派中醫都是用自己的感受在形容脈象，而每個人形容的方式不一樣，最後都淪為了「主觀的定義」，無法互相對照連結。

　　但是，爸爸從來沒有懷疑過中醫把脈這件事不科學，因為在古代宮廷裡，御醫幫娘娘把脈的時候，那一句「恭喜娘娘有喜了！」其實就是科學。為什麼這麼說呢？所謂科學，就是一樣的現象，可以重複代表同一件事情。當每一次御醫的手指感受到一樣的脈象時，都能說出這脈象就是懷孕，而且結果還真的就是懷孕。我常笑說，如果中醫把脈「不科學」，結果是娘娘沒有懷孕，那當皇上發現後，御醫豈不全部被拖出去砍頭了。

⇒ 中醫的檢測儀器是感官

　　可以把一個「現象」與身體狀況做緊密的連結，其實就證明了把脈這件事情是科學。但很可惜的是，這種科學只能用在「那位御醫」的身上，而脈診也成為了一種只能意會不能言傳的科學。

　　歷史上，有許多名醫用不同的形容方式，以文字記錄個人在脈象上的經驗與感受，希望可以將「把脈」這門科學流傳下去。但是由於

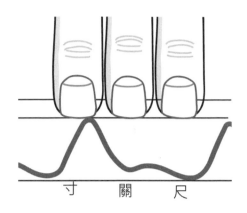

寸　關　尺

感受是很個人的體會，非常難客觀又如實地相互傳遞，最後還是得經過不停的感受與連結，才可能將「把脈」這件事情學習完成，而這也是為何成為一名會把脈的中醫師非常困難的原因。

中醫不像西醫有那麼多可以「檢查」的儀器，中醫師的「檢測儀器」就是自己全身的感官，想要成為一位優秀的中醫，除了像西醫一樣需要累積豐富的經驗之外，還要有一身異於常人的靈敏知覺，我想這也是為什麼有名的中醫師都像「神」一般的存在，可以感受到一般人無法感受到的「氣」。

爸爸身為一個科學家，為了解決中醫脈診太過於主觀，無法客觀量測的問題，一直在找可以將中醫脈診「數位化」的方法，而物理學中常常拿來使用於分析信號在時域（或空域）和頻域之間的變換的傅立葉轉換（Fourier transform）註 就可以將動脈波（也就是中醫把的脈）變成一組組的數字來表示。

⇒ 臨床研究——賦予數字生命

動脈波經由傅立葉轉換後的數字，其實只是一組組不知所謂、沒有生命的數字。但爸爸很清楚，每個人都會有一組屬於他自己當下，

註 「王唯工科學脈診」不只是透過「傅立葉轉換」而已，經由單純的傅立葉轉換時，各數字會因為運算法造成數字上的互相影響，再利用數學模型經過校正，去除了運算法「數字上」相互的作用，所以由「王唯工科學脈診」看到的數字，與其他直接進行傅立葉轉換的儀器上的數字，是無法直接連結與應用的。

很個人、很獨特的數據，這組數字甚至就像指紋一樣，可以「辨識身分」，而這些「數據們」在生理學上到底代表了什麼，跟我們的健康有什麼樣的關係，最初的他完全沒有概念。

但是科學家與生俱來的使命就是發掘真相，為了釐清這些數字代表生理的意義，爸爸（當然也包括媽媽）的研究團隊花了非常多的時間與精力，嘗試利用各式各樣的研究，有的是物理模型、有的是大白鼠的生理實驗，有的是狗與猴子的脈象分析，一直到人的經絡、針灸、臨床研究等，期待找出這些數字相對於我們身體的意義。

其中最直接也最有名的研究，就是使用大白鼠進行的「生理學實驗（Cardiovasc.Res.,23：465-467,1989.）」，當提供腎臟血液的腎動脈被鉗住時，第二諧波數字明顯的降低；而一旦放開腎動脈，脈象又回復成沒有被鉗住的樣子。這直接證明了腎臟的血液循環受到第二諧波的調控與影響。

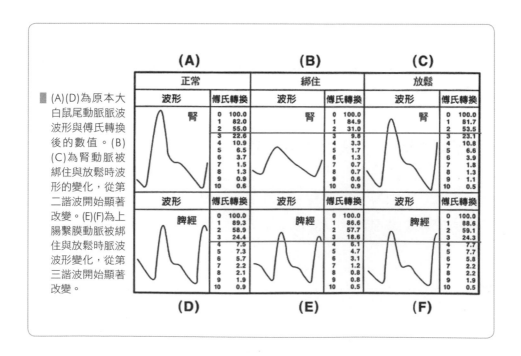

■ (A)(D)為原本大白鼠尾動脈脈波波形與傅氏轉換後的數值。(B)(C)為腎動脈被綁住與放鬆時波形的變化，從第二諧波開始顯著改變。(E)(F)為上腸繫膜動脈被綁住與放鬆時脈波波形變化，從第三諧波開始顯著改變。

在同一個實驗裡，發現第三諧波則是在鉗住上腸繫膜動脈時受到影響。上腸繫膜動脈供血給小腸、大腸、胰臟，還有上腸繫膜，這些器官管理著消化、血糖調控及免疫系統（上腸繫膜）。

除了大鼠的生理學研究之外，研究團隊還經由狗、猴子及人的針灸特殊穴位與經絡，研究其對各數據的影響；以及與西醫合作對特定疾病做的統計學研究，最後把每一個數字代表的生理意義，一個個對照與釐清。

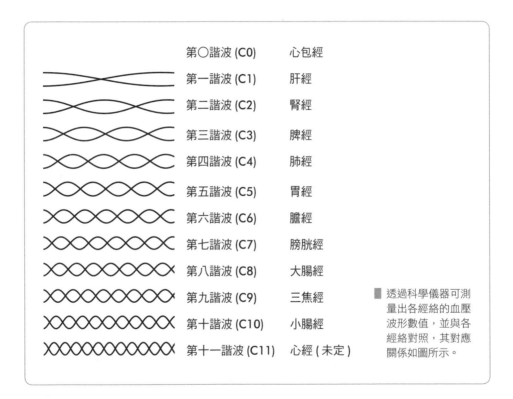

第○諧波 (C0)	心包經
第一諧波 (C1)	肝經
第二諧波 (C2)	腎經
第三諧波 (C3)	脾經
第四諧波 (C4)	肺經
第五諧波 (C5)	胃經
第六諧波 (C6)	膽經
第七諧波 (C7)	膀胱經
第八諧波 (C8)	大腸經
第九諧波 (C9)	三焦經
第十諧波 (C10)	小腸經
第十一諧波 (C11)	心經 (未定)

■ 透過科學儀器可測量出各經絡的血壓波形數值，並與各經絡對照，其對應關係如圖所示。

看到這邊，一定有讀者會覺得很奇怪，前面不是說第三諧波是鉗住上腸繫膜動脈時變化的經絡，它是怎麼跟脾經連上的呢？若腎經是綁腎動脈，那脾經不是應該把提供脾臟血液的脾動脈鉗起來嗎？

其實爸爸的團隊還真的有試過鉗住脾動脈，但是並未發現有哪一個數值受到顯著的影響。而在綁住上腸繫膜動脈時，卻發現第三諧波有明顯的改變。

仔細去了解中醫對各經絡的解釋後發現，脾經在中醫學上的功能，與西醫所說的「脾臟」並沒有很直接的關係，反而是與小腸、大腸、胰臟（消化、運化）、胰臟（血糖調控），以及上腸繫膜（免疫力、升舉）的功能不謀而合。

後來又利用脾經的針灸研究，確定了刺激「脾經」上的穴位對第三諧波的影響，經過所有研究相互對照後，爸爸才把第三諧波定義成「脾經」。因為脾經是一條非常重要的經絡，所以後面我會跟大家分享更多有關脾經的詳細內容。

3 從中醫「把脈」跳躍至 科學脈診的新世代

爸爸生病之後，科學脈診的研究先由哥哥王晉中接手；而在爸爸離開後，我回到臺灣正式接手研究團隊，繼續科學脈診的研究，並與各界合作。在這段過程中，我們把「中醫脈診」推向一個更新潮的概念，就是大數據。

⇒ 與西醫合作，利用統計學分析

我們開始與西醫研究合作，並與西醫健檢連結，將一位位獨立個體病患或者是健康檢查者的西醫數據與脈診數據同時收集起來，經由數據的累積，我們與西醫臨床正式開始接軌。

首先使用統計學分析，找出特定血液檢查或是各疾病狀態下脈象上數字的差異。

舉例來說，我們把有糖尿病跟沒有糖尿病的人的脈象做統計分析，發現脾經與肺經在有糖尿病的情況下會比較低；再把所有人脾經與血糖的關係以線性回歸分析時，發現脾經越低，空腹血糖（有沒有糖尿病的判斷標準）就會越高。所以，我們得知脾經越虛弱（能量越低）的時候，得到糖尿病的機會越大。

等到研究的數據越來越多，利用統計方法就越可以分辨出各種差異，當收集的數據成長得夠大了，我們也開始使用 AI（機器學習），讓

電腦幫我們將人的脈象分門別類，進而找出不同的健康狀態與未來疾病的趨勢。

➡ 科學脈診的功用是依體質治未病

很多人看到這裡會以為我們想要做的是「檢測」，但是我從頭到尾都沒有想過我們是在做檢測，因為西醫已經發明了很多機器與檢測方法，不需要也不應該再去用「把脈」做疾病的檢測，就像有沒有糖尿病直接量測空腹血糖和糖化血色素就能確診的東西，根本不需要用「科學脈診」來錦上添花，脈診再準也比不上血液檢查。

科學脈診的研究目標其實是「預防醫學與體質分類」。當我們知道生病的脈象是什麼，就可以找到不讓疾病脈象出現的方法，進而了解疾病應該要如何預防。

生病的時候，如果知道脈象上的體質，就可以選擇更適合的治療方法。就像治療癌症要做標靶治療一樣，針對個人狀態的治療，效果才能發揮得更好。我們也在大數據中發現，很多西藥對於脈象的影響不同，例如一樣是控制血糖的西藥，用在不同人身上，發揮的效果不同；我們也發現有一些西藥對於脈象的影響很明顯，很有可能就是因為病患本身體質不同，所以適合的西藥也不一樣。

每個人的身體都是非常「特別」的，即使基因完全同步的同卵雙胞胎，在不同的環境下生長，最後也會結出不一樣的果實（體質）。基因像是算命時所說的「命」，而要如何活出一生，則取決於我們自己。算命的書常常會說命是天定，基因又何嘗不是呢？但最後我們會變成怎麼樣，卻是操之在我們的手上，用正確的方式對待自己，就會得到一個好的結局；如果用錯誤的方式對待自己，即使出生時的命運或者是基因再好，最後還是會有一個令人失望的結果。

我認為脈診並不是一個要拿來「診斷疾病」的東西，其最大的用途是幫我們確認現在有沒有用正確方法使用自己的身體。所以分析什麼樣的脈象要用什麼方式對待，也是我們努力研究的方向。為此，我們也開始積極與中醫合作，研究各種中醫治療方式對於脈象的作用與影響，期待可以用脈診研究出一系列針對「不同體質」正確管理身體的方法，讓每個人都可以在身體還沒有出現大問題之前（亞健康的狀態），及時針對自己當下的問題進行矯正。

看到這邊，一定有人會說我們是不是要取代中醫呢？當然不是！中醫可以做的事情遠遠超過一台脈診儀的量測，大家不要忘了，把脈（切）只是中醫用來診斷的四大項目之一唷！中醫師在看診時還需要「望、聞、問」，更重要的是，中醫有更精準與更安全的方式進行中醫治療，當我們的身體不是吃吃東西、做做運動就可以調整回來的時候，絕對不要想自己在家裡當醫生！讓我們一起尊重專業，也依賴專業，別把自己當成「神農」在家裡「嘗百草」，身體有狀況時還是交給專業的來處理吧！

➡ 脈診的確是科學

以往，每天在飯桌上總是聽爸爸說他研究的脈診就是中醫，從小聽著各經絡長大的我，一直覺得爸爸就是「研究中醫」的人，如果有人問我爸爸做什麼的啊？我總是支支吾吾不好意思地說：「他在研究中醫。」

當初的我，覺得中醫很LKK，研究什麼不好，怎麼會想研究這麼不時髦的東西？應該要研究更新的玩意兒，這樣小孩才會很有面子啊！我從小就覺得「科學」是世界上唯一的真理，一講到說爸爸在研究中醫，好像就「不科學」了。

爸爸生病後到離開前，給我上了很多課，當初的我有點像是在上「發生學」的感覺。跟大家描述一下這種感覺：發生學就是了解怎麼從一顆細胞變成一個身體，其中就是一個個現象的連結，最後我們就出生啦！所以爸爸教給我的科學脈診也像是一個個現象，我就像背發生學一樣，一個個背起來接受他的「考試」。

到了他離開後，我真正開始接手研究科學脈診的時候，才發現如果脈診不是「科學」，那世界上就沒有「科學」了！很多我以前沒搞懂的身體問題，在學習脈診之後，都清楚了，而且都有解答了。我突然體認到中醫把脈真的是妙得不得了，也開始覺得研究中醫是一件很酷的事情！

⇒「我們是中醫，也不是中醫。」

有一次受邀去花蓮慈濟大學對中醫系的學生進行一場演講，在Q&A時間，有一位金髮的外國學生用很流利的中文跟我說，我演講的內容「不是中醫」。我當時很急著回答：「這就是中醫，我們所有的東西都是由中醫發展出來的。」甚至大言不慚地跟他說：「要不你自己回去讀讀《氣的樂章》這本書，你就會知道這就是中醫。」

搭火車離開花蓮的路上，我一直在想，他說我們研究的這個「王唯工科學脈診」不是中醫這件事情，到底是什麼意思。最後我才理解到，他所謂的「不是中醫」，並不是一種攻擊，而是代表這個東西其實跟中醫可能不是完全一樣的東西。

科學脈診是由中醫把脈的概念出發，而爸爸也一直在找與中醫連結的關係，只要有任何科學證據顯示可與中醫的概念結合，他就會將我們研究的結果與中醫連結。但是我們研究出來的東西，其實是一個個現象，現象是真實且不能改變的，而中醫的說法卻是人為的。

中醫有可能因為經驗的不同，有不一樣的說法與結果，但在科學脈診研究的結果裡，其實都一樣。

所以我們是中醫，也不是中醫！

中醫那些歷史悠久的寶貴資源，我們應該參考，也應該當成是我們繼續研究的目標。但是如果我們看到與中醫不同說法的時候，也不應該亂掰硬拗解釋中醫的觀點，因為數據說什麼，我們就說什麼，客觀地闡述現象，這就是真正的「王唯工精神」，而我們會秉持著這個精神，繼續我們科學脈診的研究。

Part

2

八大經絡
基本認識

本書只會講到心包經（第〇諧波）至膀胱經（第七諧波）八條經絡，很多朋友一定會不高興，大腸經（第八諧波）、三焦經（第九諧波）、小腸經（第十諧波），還有我們並不是很確定的心經（第十一諧波）都這麼重要，怎麼可以不提呢？

原諒我，真的不是私心要留一手，我曾經提到「數據怎麼說，我們就怎麼說」，這才是科學的真正意義。所以我分享的研究內容都需要有證據幫忙佐證，才能有信心地跟大家分享。這幾年只是整理第〇諧波到第七諧波的數據結果，就已經發掘出非常豐富的內容，我們也很努力想要和生理學、生化學以及中醫、西醫相互連結與解釋，雖然知道第八諧波到第十一諧波的資料一定也可以帶來很多的資訊，但是實在還沒有時間去分析。

不過不用擔心，等數據蒐集更完整，第〇諧波到第七諧波也研究得差不多之後，很快我們就會對後面的經絡進行研究，希望有更多有志之士能來共襄盛舉，投入資金與精力參與，相信再過不久，一定會產出更多高頻經絡相關的內容與大家分享！

4 微妙的指診

　　爸爸生病後，哥哥研發了量測食指動脈的診脈方法。很多人不能理解，把脈不都是在手腕橈動脈上面，怎麼可能在手指頭上把脈？

　　《黃帝內經》是現存最早的中醫理論著作，對中醫有研究的朋友應該都知道，在〈素問篇〉中曾提到「三部九候論」。三部九候是古代的一種脈診方法，分為上（頭部）、中（手部）、下（足部）三部，每部再各分為天、地、人三候，所以總共九候，也就是把脈要把九個位置，不過現今中醫臨床幾乎已經沒有人在使用了。

⇒ 以實驗結果重新定義三焦

　　但想要特別觀察某些經絡的時候，會在特殊位置切脈。雖然從不同位置測量到的脈象，基本上是類似的，但是把脈位置的不同，可以更加地感受到那裡氣血（脈象）的狀態，就像爸爸當初就是通過量測不同位置的脈象，確認出人體的「上焦、中焦與下焦」。

　　當在脖子以上量測動脈脈象時，可以發現膽經的能量變強；在手臂上量脈時，肺經增加；而量測腳上動脈的時候，腎經也的確比其他位置量測的脈象來得強。因此，爸爸才會把上焦（鎖骨以上）定義成膽經，中焦（鎖骨以下，肚臍以上）定義成肺經，而下焦（肚臍以下）則是由腎經掌管。

由於這個上焦、中焦與下焦的定義，跟傳統中醫所說的三焦定義不同，為此我們曾經遭到少部分中醫狂熱分子的批評，但是實驗出來的結果就是如此。我想在「定義經絡與三焦」時，各家說法即不完全相同，爸爸以實驗結果訂立了一個新的三焦定義，當然也會與古人不同，所以我常常笑說，我們充其量是個中醫的派別，一個用數據說話的派別罷了。

⇒ 手指上的訊號具體而微

我們稱指頭上把脈為「指診」，而一般中醫在橈動脈上把脈稱為「腕診」，仔細分析這兩個位置所得到的數據後，我們發現在平穩的狀態下，兩者是互相可以對照校正的。

在食指與手腕上量測到的資料，經過校正後可以互相轉換，但是指診的數據變化很迅速，走路、一杯飲料或一顆小藥丸，都可能會明顯改變指診上的數字，而腕診的數據卻很難被「改變」，尤其是從大腸經開始，這兩個位置的數據差異比較大。

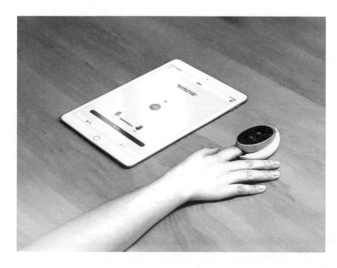

▌使用指診感測器測量脈象。

最初我們認為可能是量測手指上動脈的時候誤差比較大，如果要採集高頻的資訊，因為越高頻，能量越小，需要非常精準的儀器才能做到，會不會可能是「因為哥哥研發的指診機器不夠精準，所以大腸經之後高頻的訊號與腕診關聯性比較薄弱」呢？

透過一次又一次的修正與研究，我們突然發現，這就跟三部九候一樣的道理，不同位置提供的資訊不一樣！

我們也發現手指上的訊號真的可以看到更多「末梢」的狀態，但也很容易被影響，所以在做食品、中藥、運動、精油、按摩……等事物對脈診的影響測試實驗時，用指診比較容易觀測出來。也可以說，想要知道自己吃的、做的對身體好不好，從指診量測前後的差別更可以看得出來，但是身體真的要「變好」，還是得看長期的脈象，也就是腕診的結果。

5 平脈就是身體平衡健康的概念

平脈指的是健康狀態下，身體脈象呈現出一種平衡，什麼都不會太多，也都沒有太少。把脈的時候脈位居中，不浮不沉，不快不慢，脈律均勻、不大不小、不強不弱……總結就是一個不多不少、穠纖合度的狀態。

➡ 中西醫與營養學都重視平衡

其實不只是中醫，在西醫裡也有很強烈的「平脈」概念。大家都知道健康檢查時，所有「生理數據」都有所謂的正常範圍，在這範圍之下太少，在範圍之上則是太多。如果出了這個範圍，不論太少或太多都是不健康，而醫師會針對哪幾個數字太多，哪幾個數字太少，合起來分析比較，找出問題的癥結，進而治療。

在營養學也是一樣的，很多人覺得什麼東西很好，就一股腦地猛吃，殊不知「世界上沒有任何營養成分是吃越多越好」！即使是每天都必須從飲食中攝取的維生素或礦物質，都是有最大攝取量與最少建議量，吃太多與吃不夠雖然引起的毛病不一樣，但對身體都是不好，嚴重的時候都會生病的。

最近營養學界發表了幾篇追蹤超過十年的數據，發現過度補充沒有缺乏的營養素，對身體的副作用比我們想像的還嚴重。很早之前營

養學家已經很確定維生素D不足會得到癌症,而經過長時間追蹤研究發現,長期補充過量的維生素D也會增加罹癌的機會。所有跟身體有關的事情,都有一個最好的「穠纖合度」,太多會有太多的問題,太少也會有太少的毛病,我們應該要努力維持平衡,而不是一股腦兒過度追求偏頗的健康。

經絡的能量也是一樣,身體的血液/能量在有限的情況下,這些血液/能量要如何分配,就是我們身體能不能好好運作的標準了。身體當中需要血液越多的臟器,或者說「區塊」,應該要有越多的能量提供。諧波越低(數字越小),能量越大,就如西方生理學所說,肝臟是人體需要最多供血的臟器,我們可以看到包含肝臟的肝經就是第一諧波,得到的能量也最多。

血液、能量與氣的概念

傅立葉分析後的數字,大部分的人稱之為能量,這與中醫所謂「氣」的概念比較符合。我自己因為是西醫出身,比較不習慣把能量掛在嘴上,其實所謂能量也就是血液的供給,能量越大的地方,血液的供給也會越大,氣與血本來就是一體兩面。如果有朋友無法理解氣(能量)的概念,可以跟我一樣,直接把能量想像成血液的供給。本書所提到的經絡能量與經絡血液是可以互換的概念,給大家做個參考。

⇒ 血液有限,越健康的身體越能彈性分配

我們的身體可提供的血液是有限的,這就跟一個國家的「金錢」一樣。一個政府能拿來用的錢就是這麼多,如果國家的狀況很穩定也安全,這些錢就會按照需要保持分配得很好的狀態,每個部門都拿到

適當又足夠的金錢，都能很用心地把事情做好。但是如果突然發生什麼特殊的事情，比如颱風來襲，造成農產品生產不足，為了幫助農民「活下去」，政府必須把大量的金錢調到農業部門進行補助與輔導，同時為了讓人民有足夠的農產品可以食用，可能還需要花錢向國外購買足夠的農產品，這些突然要花的錢並不會從天上掉下來，而政府的錢就只有這麼多，為了做這些事情，不得不要求其他部門減少支出，並把錢拿出來幫助農業。預算被減少的部門因為預算不足，最後必須做出調整，只能把最重要、最需要做的事情予以維持，捨棄一些原來應該要做，但是因為沒錢就沒辦法做的事情。

— ● —

上面這個國家的故事，就是我們身體血液分布的故事。

人的身體是一個非常有效率的政府，面對金錢不夠的情況，往往可以做出非常快速的調整。颱風可以比喻為前一天晚上徹夜飲酒狂歡，農業可以是肝經，因為過度飲酒又徹夜狂歡的關係，肝臟不得不增加工作量，把前晚的「餘毒」清除，身體必須將更多的血液供給肝臟，一方面是把這些餘毒帶去肝臟處理，一方面是肝細胞代謝這些餘毒需要很多的能量。

我們在前面說過，肝臟本來就是身體需要最多能量的臟器，一旦需要更多能量，就不得不減少其他經絡的能量。從這裡就可以看出我們的身體健不健康，當發生問題時，能越有智慧的調整能量的身體，越是健康的身體。

簡單的說，身體好的人能量分配能力強，遇到前晚喝酒熬夜，身體會選擇比較強的經絡去減少，或者是每條經絡都損失一點的方式，增加送往肝臟的血液，所以只要不要常喝酒熬夜，其實對身體並不會造成太大的負擔。但是，反過來說，一個不健康的身體會從本來就看起來很糟的經絡開始減少血液供給，而因為那條經絡原本就已經很差

了，當血液供給更不夠的時候，就很有可能會造成一些無法彌補的後遺症。

在這邊想提醒大家一下，像這種喝酒、熬夜所造成的肝火（肝臟血液循環增加），是不可以「降肝火」的。這是身體為了把身上不正常的物質代謝出去，而不得不「增加的血液循環」，如果刻意降肝火，反而會使造成身體不健康的物質累積，對身體其實是更大的傷害。關於降肝火，更多詳細的內容，後面會再更周詳的和大家分享。

我們已經知道血液是有限的，如何分配血液就是健不健康的標準，那怎麼樣算是健康的分配方式（平脈）呢？要回答這個問題真的是不容易，爸爸之前曾經取得20歲男性與女性各十萬筆健康人的資料，平均後訂立為男性與女性的平脈標準。

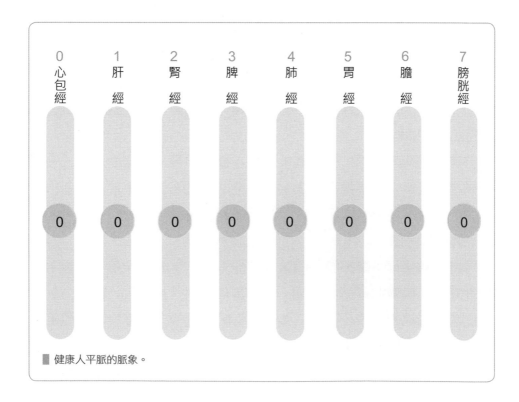

■ 健康人平脈的脈象。

經過這幾年持續的收集，我們發現近來的年輕人資料與爸爸經過了幾十年的資料似乎出現一些改變，應該是現代年輕人飲食、生活環境，還有生活習慣與之前的人不同，而造成了差異。最明顯的差別是現代人的腎經明顯比以前的人低了很多。

如果用爸爸的標準來看，那95%的現代人都有腎虛了！除了這個部分，其他的經絡也多少有些不同，實在很難說現代人比較健康，還是以前的人比較健康。

經過長期的思考與討論，我們決定折衷採用現代人的資料為主，參考爸爸之前的資料後擬出最新的標準，我知道這絕對不是最好的答案，但是要找出這個問題的答案，真的很需要政府的支持與幫助，希望我們很快就會有足夠的能力，把「平脈的標準」做出一個更完美的答案。

⟹ 實火與虛火是血液的供給結果

「平脈」說的是不高不低的穠纖合度，所以比平脈高，出現正值時，代表該經絡（臟器）的血液過多，可能是該經絡的負荷過高，造成血液循環太多，或者是該經絡發炎，血液都往這經絡送了，這時候稱之為「實火」。

有「實」就會有「虛」，「虛火」則是其他經絡太虛弱無法接受而剩下來的血液，由這個經絡收走。實火要治療實火的經絡，找出負荷過高的問題；虛火則需要找出「造成虛火」的問題經絡進行調整，才有機會可以把虛火的問題解決。

當經絡的能量比平脈低，出現負值時，表示該經絡（臟器）的血液過少，有可能是其他經絡的實火（也就是別的經絡拿太多血液）造成這個經絡血液不足，也有可能是經絡本身結構或是循環的障礙所造

成，可能會引起其他經絡虛火，需要針對經絡上的問題進行改善，才能做到真正的治本。

—　•　—

哪條經絡比較容易搶到血，哪條經絡比較不容易搶到血，其實取決於「每個身體的習慣」。

除了先天基因的影響之外，還有我們長期下來是如何運用我們的身體，越健康的身體對於短期的分配不均衡，越快就可以恢復；但是在年紀漸長，血液分配的能力下降時，就會看到上上下下的數值差越來越大，長期處於血液分配不良的情況，最後就會增加各種疾病發生的可能。

這些問題有可能是先天的（基因），但更多是長期不健康的環境、飲食與生活作息所造成的，如果一有小小的不均衡，就馬上找出問題進而解決，那發生大問題的機會就會減少。然而明明身體已經在抗議了，脈象上也看到了平衡失調的現象，持續忽視不積極改進，長期下來很難不生病的。

營養學者總是說「You are what you eat.」，我覺得應該說「We are what we do.」，這個do（做）裡面也包括了eat（吃），寫這本書就是想跟大家分享我們到目前為止研究出來的do，希望幫助大家對自己的身體更了解，也更懂得應該怎麼do。

第○諧波到第七諧波

經絡解釋

每次我在幫大家上脈診課程的時候，只要講到介紹經絡這個部分，總是有幾位同學會被周公請走。因為這個部分有些無聊，就像在說心臟在幹嘛，大腸在幹嘛，肝臟在幹嘛，血管怎麼走，神經節在哪的感覺。

特別有興趣或是記憶力很好的人，建議可以當故事書一樣閱讀下去，如果讀一讀覺得這部分很無聊，也別擔心，大部分的人都跟你一樣，不妨先跳過這部分，直接前進到後面章節，我們會反覆說到各經絡的關係，等讀到相關的內容，再回頭翻閱這個部分，當你有實質需要時，就會覺得內容比較有趣，也比較能夠記得住。

從上一章中，我們知道不論是用指診還是腕診，第〇諧波到第七諧波都是一樣的。接下來，我們就一起來了解這八條經絡在科學脈診上的意義吧！

[經絡解釋] 　第〇諧波（C0）：心包經

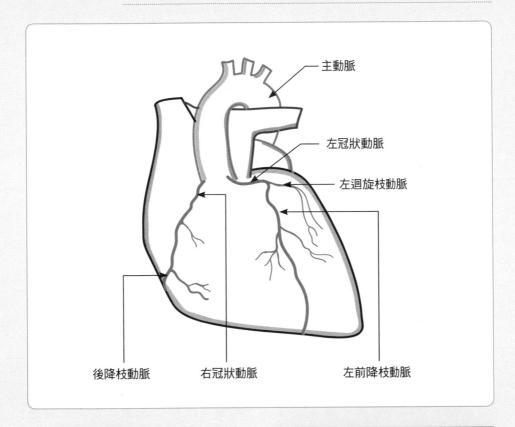

主動脈

左冠狀動脈

左迴旋枝動脈

後降枝動脈　　右冠狀動脈　　左前降枝動脈

我們可以將心包經想像成生理學上冠狀動脈的血液循環。冠狀動脈是提供心臟血液的動脈，為了維持穩定的血管共振，心臟必須沒日沒夜的持續收縮，而心臟肌肉（心肌）的持續收縮需要非常多的能量（即血液中的氧氣與養分），所以冠狀動脈的血液循環變得非常的重要。

正值（＋）：心火

心包經增加，就代表冠狀動脈的血液循環增加。健康的身體是效率很高的工廠，不會沒有理由地把資源送到不需要的地方，所以當冠狀動脈血液增加的時候，代表全身需要的總能量增加了。換句話說，就是身體感覺到正常的心臟收縮無法供給全身足

夠的血液，因此把冠狀動脈的血液循環增加，希望心臟再多用一點力，讓血管的共振力量變得更大，進而增加血液循環的速度，我們稱這樣的情況為「心火」。

表面上看起來是心臟很累，要提供更多的能量給全身，其實歸根究柢是「全身」需要的能量太多了，可能是過度的運動，或者是過勞，造成全身需要的血液增加，要減少心火必須讓身體充分的休息。

但是，其實能夠出現「心火」的狀況，代表身體是撐得住的，心火代表身體正在用力地支持著我們欺負身體的狀態。如果我們沒有聽見身體的吶喊，讓身體有機會休息一下，長時間下來，身體／心臟也有撐不住的一天，這個時候就會出現心包經變低的狀態，下面我們就來聊聊心包經低有哪些情形。

負值（一）：心脈弱

前面說到當心臟負荷太多又太久，撐不下去的時候，心包經就會呈現負值，但是除了這個情況之外，還有其他兩種會呈現負值的情況。

第一種是超級健康的運動選手型人物。

這種脈象的條件，是腎經一定要是正值，然後脾經與肺經當中不能有負值（也就是腎經、脾經、肺經都是平脈或是正值）。這樣的人在西方比在亞洲常見，可說是先天體質很好的狀況，心臟不用太多血液供給，就能使全身循環很充裕的進行。

「腎為先天之本」，在心臟不需要太多能量收縮的情況下，腎經還可以維持正值，就代表身體的能量綽綽有餘，這樣的脈象可以說是最健康人的脈象。

第二種情況可能是全身性的血液循環不足。

有很多可能會造成這樣的問題，其中最嚴重的情況是冠狀動脈堵塞。

講到冠狀動脈堵塞，有人馬

上會聯想到狹心症、心肌梗塞、心臟病……等等，不過，心包經低，加上脾經或肺經低的時候，只是代表被上面幾種可怕的疾病「盯上」了，並不一定是說我們已經生病了。

不健康的心包經低下，有可能是冠狀動脈多多少少出現一些流動不順暢的狀況；也可能身體血脂（膽固醇）過高，造成血管狹窄；或是可能有類似血栓的物質堵住血液的流通，造成血液無法正常地進入冠狀動脈。一旦冠狀動脈的血液供給不足，心臟收縮的能力就會減少，進而造成全身血液循環（總能量）的不足，因為身體中最容易出現不足的經絡就是脾經和肺經，一旦脾經或肺經低與心包經低同時出現，就可能是在告訴我們冠狀動脈的血液循環狀態出現了問題。

此外，我們也可以在長期服用降高血壓藥的人當中看到心包經低的結果。人體會血壓高都是

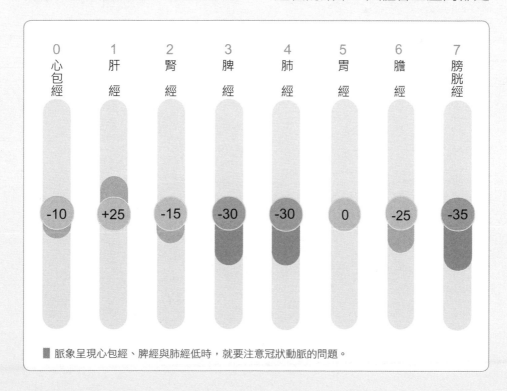

■ 脈象呈現心包經、脾經與肺經低時，就要注意冠狀動脈的問題。

有原因的，因為增加血壓需要的能量很多，身體不可能沒事就讓自己耗損浪費能量。觀察大部分高血壓的成因，都是身體重要的部位血液供給不足，而身體為了要彌補這樣的不足，不得不增加血壓。

如果是全身性的缺氧（肺經低／肺虛）所造成的高血壓，身體會為了要提供足夠的氧氣讓全身使用，不得不增加血壓，此時若只是單純服用西藥降血壓，而沒有針對全身氧氣供給不足的問題來處理，會讓身體缺氧得更嚴重，因為身體的代償被藥物給抑制住了，長期下來就會形成全身性的缺氧，這時候也會看到心包經的數字變低。

[經絡解釋]　第一諧波（C1）：肝經

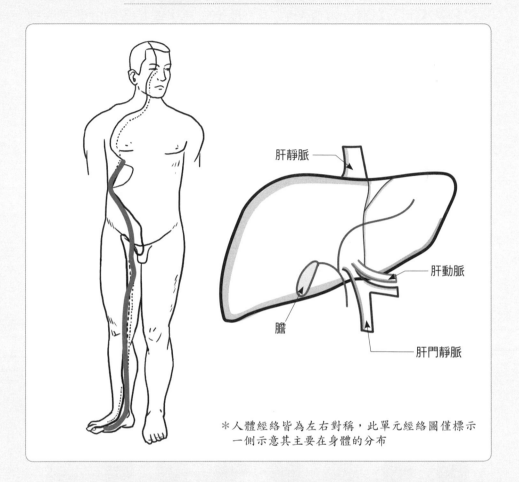

肝靜脈

肝動脈

膽

肝門靜脈

＊人體經絡皆為左右對稱，此單元經絡圖僅標示
　一側示意其主要在身體的分布

　　第一諧波代表肝經的循環，而肝經的循環中，肝臟本身就佔據非常大的一部分。正常來說，如果沒有看到左右手量測結果差異很大的情況，我們可以把第一諧波看成肝臟的狀態。但如果看到左右邊差異很大的時候，那可能就不僅是「肝臟」的問題，可能肝經上面有受傷，或者是血液循環不良的機會很大。

　　建議要對身上左右肝經所經過的位置都進行檢查，找出是否有特別痠痛的地方，或者有硬塊產生，再進行處理。

正值（＋）：肝火

肝火又可分為實火與虛火。

肝的實火

實火指的是身體因為不正常的活動，像是吃了太油膩的飲食、喝酒、吃藥、熬夜、運動過度造成乳酸堆積……等各種會增加肝臟代謝的事，都會造成肝的實火。這種實火是身體對於「問題」進行的「反應」。

在某種程度上來說，這樣的反應是為了維持身體的健康而存在，所以我們絕對不應該刻意去「降肝火」，而是應該設法改善或者是減少做這些會讓肝臟太疲憊的事情。

肝臟如果長期過度使用，總有一天也會受傷，最後不得不抗議罷工，那時候肝經可能想要升（正）也升不起來，反而會看到肝經出現負值。

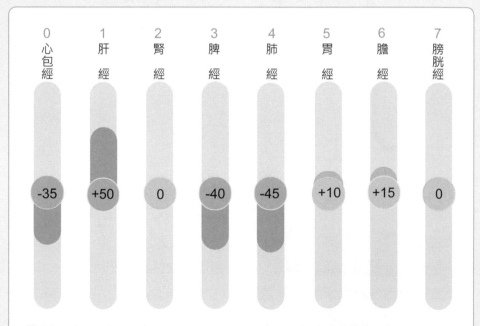

0 心包經	1 肝經	2 腎經	3 脾經	4 肺經	5 胃經	6 膽經	7 膀胱經
-35	+50	0	-40	-45	+10	+15	0

■ 這個脈象有潛在三高（高血壓、高血糖、高血脂）的風險。通常這樣的肝火，有部分是因為脾經與肺經太虛弱造成的虛火，也有一部分是因為脾經與肺經虛弱造成身體代謝不良，身體的廢棄物增加而引起的實火。

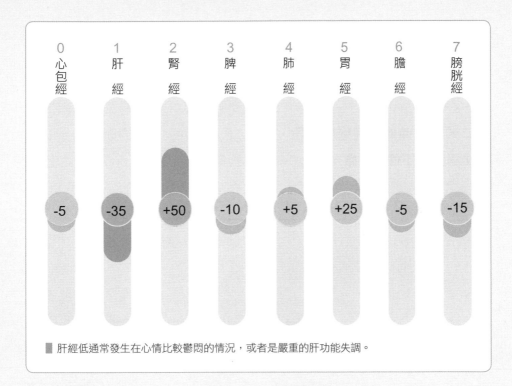

0	1	2	3	4	5	6	7
心包經	肝經	腎經	脾經	肺經	胃經	膽經	膀胱經
-5	-35	+50	-10	+5	+25	-5	-15

■ 肝經低通常發生在心情比較鬱悶的情況，或者是嚴重的肝功能失調。

肝的虛火

虛火則是其他經絡造成的肝火，最常見的就是肺經血液循環不佳造成的肝虛火，這種情況很容易會增加高血壓的機會，而肺虛同時發生肝火是怎麼造成的，我們會在後面的章節有更多的說明。（詳見第12章〈以脈診找出高血壓的原因〉）

■ 負值（一）：肝虛

肝經虛弱的情況主要可分為兩大類：

第一類是「肝經」本身虛弱，連帶造成肝臟的血液循環不佳。

這種情況在中醫稱為「肝氣鬱結」，容易有情緒不佳，或者是代謝不良的問題，需要加強肝經本身的循環。

因為肝經本身的循環不良，身體無法增加肝經的血液循環，把身上不好的物質代謝出體外，因此，除了避免會增加肝火的生

活習慣外，平常也可以多按摩肝經，促進肝經的共振，幫助肝經血液的供給。

第二類是長時間肝臟過度疲憊，最後身體撐不住的狀態。

這樣的人在西醫血液檢查上很容易會出現紅字，是肝功能已經過度作用後撐不住的表現，這時候一定要減少會增加肝火的任何事情，不止是抽菸、喝酒、熬夜、吃油炸食品，連咖啡、蛋白質（肉類、奶蛋類食品）都要小心攝取，不能過量。

肝臟是全身修復能力最好的器官，所以只要不要太嚴重的情況下，用正確的態度照顧肝臟，肝經的問題都是可以修復的。

但是如果已經出現肝臟纖維化的情況，也就是說肝臟內部形成了很多沒有用的纖維組織時，因為纖維是硬的，不像正常的肝臟組織是有彈性的，這時候肝臟的共振能力會下降，造成肝經變低，而像這類肝經變低就很難復原了。

所以，建議大家在肝經增加的時候，就要多多注意日常的生活習慣，觀察自己是否在不知不覺中，就把身體「欺負」得很嚴重了呢？

[經絡解釋]　第二諧波（C2）：腎經

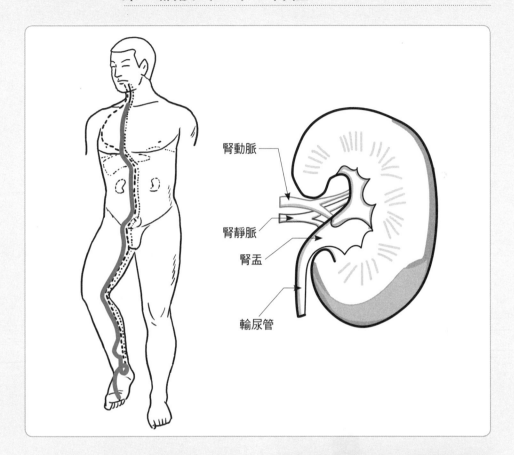

腎動脈

腎靜脈

腎盂

輸尿管

腎經主要管理腎臟與下肢循環的狀態，屬於先天之本。也就是說，基因以及出生前媽媽懷孕的狀態，對腎經的影響極大，是唯一一條正值時身體也健康的經絡，而且現代人的腎經比起二十年前虛弱了許多，如果想要身體健康，一定要努力補足腎氣。

正值（＋）：腎強

前段提到了腎經是唯一呈現正值時，身體也是健康狀態的經絡，不過就跟心包經負值的情況一樣，腎經強，但身體健康的時候，需要一些條件同時存在。最基本要確定的是，「沒有因為腎經的血液循環太多，而造成脾經

的血液循環不足」。

我們在平脈部分有討論過，如果有因為某個經絡使用的能量太多，而造成其他經絡的能量不足，就不能算是健康的狀態，所以如果有腎經太高，造成脾經太弱的情況，那這樣的腎經高是不健康的，代表其實身體並不是因為血液有餘裕，提供給腎經，而是腎臟有負荷過高的問題，可能身上有很多需要腎臟代謝出體外的物質，因此，需要增加腎臟的血液循環。

在臨床上，我們發現以指診測量的腎經數值，很容易受到心跳與溫度的影響。當我們處於緊張、運動期間、剛運動過後，或者是天氣熱、發燒.......等會增加心跳或體溫的狀態，都會短暫的造成腎經變高，所以要盡量避免在上述情況下量脈。

負值（一）：腎虛

這裡所謂的腎虛，不僅僅是

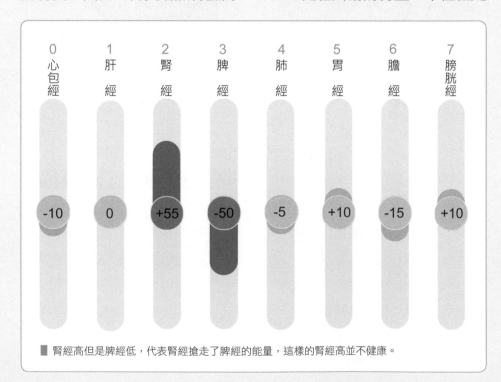

0 心包經	1 肝經	2 腎經	3 脾經	4 肺經	5 胃經	6 膽經	7 膀胱經
-10	0	+55	-50	-5	+10	-15	+10

■ 腎經高但是脾經低，代表腎經搶走了脾經的能量，這樣的腎經高並不健康。

指我們常常會聽到的那種男性惡夢。腎經的範圍很廣泛，除了與性功能有關之外，腎臟的功能、下肢循環的狀態等，也都會受到影響。

腎虛時，腎臟的血液循環不足，會造成腎臟無法發揮應有的功能。腎臟最重要的功能是將含氮廢物（蛋白質代謝後的產物）形成尿液排出體外，其他還有調節血壓、刺激骨髓製造紅血球、活化維生素D維持鈣質平衡……等，因為這些功能對身體非常重要，任何一個出現問題都有機會造成嚴重的疾病，因此身體一定會拚著老命維持這些功能，所以腎虛初期血檢的腎臟指數並不一定會出現問題，但是長期的腎虛（提供腎臟的血液不足）則會造成腎臟細胞進入休眠狀態，更嚴重的時候，腎臟細胞就直接凋零死亡。

腎臟細胞進入休眠狀態時，可以利用足夠的血液供給，讓這些半死不活的腎臟細胞活回來，這就是中醫可以利用中藥治療腎臟病的原因，但是如果腎虛的情況太久，細胞已經不只是在睡覺，而是死掉的時候，就跟人死不能復生一樣，腎臟細胞也是死了就無法復生，即使華佗再世也於事無補。所以，一旦發現腎經低，一定要努力補腎。

前面有提到腎經還管理著下肢的循環，這其實是一體兩面，腎經影響著下肢的循環，下肢循環也影響著腎經。

腎經虛弱時，下肢循環會變差；而當下肢（動脈）循環不好時，會影響到下肢的靜脈循環，因為靜脈在結構上彈性小，並沒有自行共振的能力，靜脈內的血液往心臟送的力量，靠的是靜脈的鄰居──動脈的振動，所以如果下肢動脈循環不好，下肢靜脈回流的能力就會變差，進而增加靜脈曲張的機會。同時，下肢的靜脈循環不好，血液回流回心臟的能力變差，也會影響心臟收縮的能力。

大家可以想像一下，心臟像一個氣球，如果裡面充滿液體，

收縮時很容易就能把氣球內部的液體擠出；但如果氣球內的液體不夠，氣球鬆垮垮的，那再用力也擠不出多少液體。

　　所以，腎虛的人會因下肢循環不佳，增加心臟無力的機會，這點需要特別注意。

　　但是下肢循環也會影響到腎經，因此任何可以增加下肢循環的事情，都可以幫忙增加腎經的循環，像是簡單的泡腳、散步，或是困難一點的跑步、深蹲等運動，都可增加下肢循環，並且幫助增加腎經循環。

[經絡解釋] 第三諧波（C3）：脾經

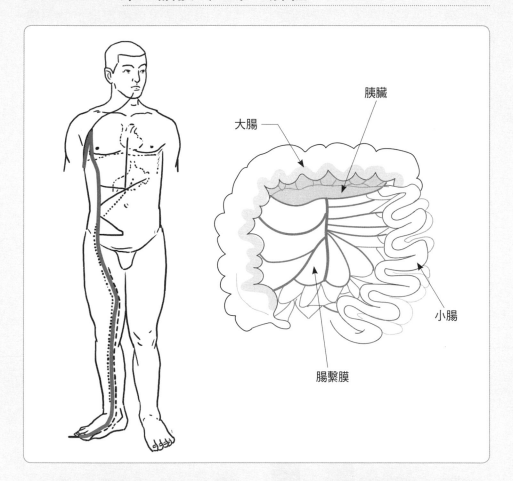

前面曾提到過，當初研究脾經時，是將上腸繫膜動脈鉗住，才發現第三諧波開始明顯減少，而上腸繫膜動脈的功能與傳統中醫所說的脾經非常類似，因此我們懷疑第三諧波就是脾經。之後又透過針灸脾經上的穴位，確定第三諧波與脾經的關係。

上腸繫膜動脈，主要提供小腸、大腸、胰臟，還有上腸繫膜等臟器血液，分別負責我們身體的消化力、免疫力與血糖的調控力，所以在脾經太高或太低時，這三種功能都會受到影響。

正值（＋）：脾實

脾經過高的時候，我們稱之為脾實，主要是消化力、免疫力太強造成的問題。

消化力太強看似不應該有什麼問題，但是大腸的其中一個功能是吸收腸內水分，所以當大腸血液循環太好，有可能腸內水分被吸收過多，造成糞便過硬，引起便秘。

免疫力太強則是會造成「過敏」，這裡的過敏是免疫力過旺的過度敏感，也就是身體很容易把不應該產生免疫反應的物質當成「壞人」，讓免疫系統動不動就發飆，像這樣的過敏通常屬於體質問題，不太好治療，建議利用補腎（增加第二諧波）或補肺（增加第四諧波），讓腎經與肺經把過多的脾經能量給搶走。

近年來發現有不少人因為錯誤的補脾補品而造成脾經高的情況，可能是因為這幾年韓國紅蔘很流行，很多人在不了解自己體

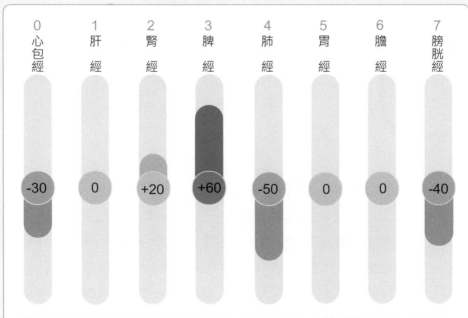

0 心包經	1 肝經	2 腎經	3 脾經	4 肺經	5 胃經	6 膽經	7 膀胱經
-30	0	+20	+60	-50	0	0	-40

■ 近年來很多吃錯補品或者運動過量的朋友，外表看似健康，身體能量分配不均，實質上是脾實肺弱。

質的情況下服用紅蔘相關產品，如果產品濃度低，效果不好倒還好，偏偏補品效果太好，把原來正常不需要補的脾經能量越吃越高。曾經遇過有一位朋友吃了紅蔘，過敏變嚴重，還沒想到是紅蔘的問題，直到量測了脈象才知道，原來自己過敏越來越嚴重，都是因為吃了不適合自己身體的紅蔘產品。

最近也常發現很多「肌肉男女」的脾經呈現正值，可能是在健身房中追求「肌」大便是美的人越來越多，因為過量運動造成脾實的人也越來越多，我們在後面還會有一個章節專門用來討論過量運動與脾實。（詳見第13章〈哪些人從事極限運動容易心因性猝死〉）

負值（一）：脾虛

華人當中有脾虛的情況很常見，研究發現飲食中蛋白質（肉類、奶蛋類）可以幫助補脾，而過多的碳水化合物會造成脾虛的狀況，所以我們推測可能是華人

的日常飲食中碳水化合物（米、麵、饅頭、餅類）攝取太多，不過也有可能是先天基因所造成，需要更多的研究來驗證。

脾虛的時候，消化力、免疫力和血糖的控制力都會不足。消化力不足並不代表人會瘦瘦的，這裡消化力不僅僅是食物的吸收能力，還包括食物消化吸收後的代謝能力。

容易堆積脂肪

脾虛的人身體代謝能力也會變差，就容易堆積脂肪，同時碳水化合物在代謝過程中會生成最多的二氧化碳（更詳細的說明，可以參考王唯工教授所著《以肺為宗》）。

這些二氧化碳就是中醫所謂的「濕氣」，如果沒有辦法正常地排出體外，身體為了不要讓酸性的二氧化碳影響體內的代謝，不得不用脂肪包裹，結果不但瘦不下來，還會造成身體上更多脂肪的累積。

容易受到病毒感染

脾虛會造成免疫力下降，所以更容易受到感染。我們有發現當感冒病毒潛伏期間，身體的免疫力受到攻擊時，雖然身體並不會有任何症狀，可是脈象上可以看到脾經突然降低，這時候可以吃一些維生素D、多喝水以及趕快休息，幫助感冒早點痊癒。

容易出現過敏反應

另外，我們還發現到脾太虛也會有像過敏一樣的反應，這樣的過敏雖然在症狀上稱為過敏，實際上過敏的真正原因並不是免疫力過強所引起，相反的，是免疫力太差造成的。

免疫系統健康時可以很快清除的外來物質，在身體免疫力不足時，就無法簡單清除，結果變成了與外來物質的長期抗戰。

免疫力夠強的時候，可以一舉擊倒的對手，因為身體不夠強壯，變成你來我往的拉鋸戰，外表看起來與「脾實的過敏」症狀一樣，就是身體持續的發炎，但其實治療方法剛好相反，如果是脾虛體質的過敏，吃抗組織胺、類固醇等抑制免疫反應的藥物，最後是飲鴆止渴，反而會使身體的情況越來越糟。

提高罹患第二型糖尿病的機會

脾經也掌管著血糖的調控，我們發現脾經低的朋友得到第二型糖尿病的機會也提高了，初期第二型糖尿病可經由管理脾經，增加胰臟血液循環來控制血糖。但如果已經在打胰島素的病人，因為身體開始依賴外來的胰島素注射，胰臟會開始退化，這時補脾也沒辦法幫忙治療了。

前面有說到，過量的碳水化合物會造成脾經虛弱，這跟糖尿病的問題是一樣的，控制血糖的飲食方針裡面，最重要的就是控制碳水化合物的攝取量。總而言之，含糖飲料、飯、各式麵類及糕餅類的飲食多食無益，雖然吃的時候很可口，但還是適可而止才是有智慧的飲食策略！

[經絡解釋] 　第四諧波（C4）：肺經

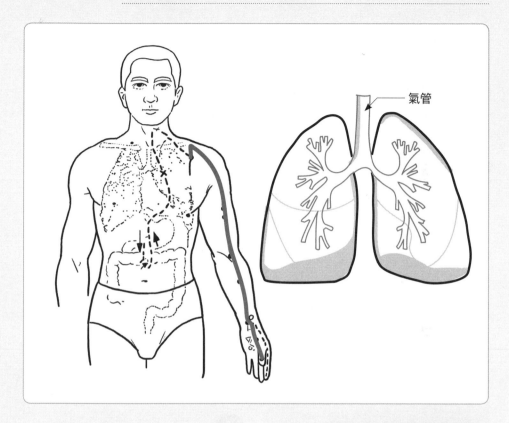

氣管

正值（＋）：肺火

肺經除了呼吸器官的概念之外，還包含了整個胸腔（中焦）的血液循環，所以也深深影響了同在胸腔內的心臟；反過來說，心臟的狀態也會反應在肺經的結果上面。我們常常會說「心肺功能」，就是因為心臟與肺相互之間關係密切，這樣的情況在肺經上面也可以看得到。

正常的情況下，肺經本身不大會產生血液循環過剩的狀況，通常都是身體的保護機制啟動，才會看到肺經過高。

心臟是人體當中最重要的器官，當然肝、腎也都很重要，但是只要心臟不跳了，肝臟、腎臟再健康，還是活不下來，所以當

身體有「不適的感覺」，尤其是受到外界感染，引起免疫反應的情況下，身體為了保護重要的心臟，會把血液送往中焦，也就是肺經。因此感冒和有任何發炎反應（尿道炎、關節炎、牙痛……等）都可以看到肺經增加。

婦女懷孕期間，全身需要的能量增加，身體的負荷增大，所需的「氧氣」也明顯增加，因為是「一人吸，兩人呼」，排出來的二氧化碳當然也會增加，所以

肺經會一直升高，當到達最高點時，就應該是臨盆的時間，代表母體可承受及提供胎兒的氧氣已經到極限了，如果小孩再不生出來，胎兒或母體的供氧不足，很容易造成危及生命的狀況。

我們在研究時發現一個很有趣的事情，容易懷孕的人在生理期前期的脈象就會是「懷孕期間的脈象」，其中一個最重要的條件就是肺經是正值！

仔細想想非常有道理，女性

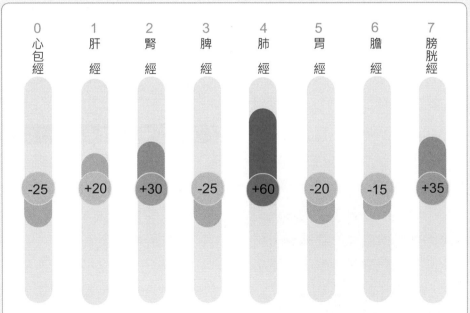

0 心包經	1 肝經	2 腎經	3 脾經	4 肺經	5 胃經	6 膽經	7 膀胱經
-25	+20	+30	-25	+60	-20	-15	+35

■ 這是在感冒／感染期間、懷孕，健康女性生理期前期會出現的傷寒脈，這些特殊的情況下，越健康，肺經就越能增加。

每一次的生理期雖然是懷孕失敗的意思，但這也是每一次準備懷孕的過程。當身體有能力製造一個「可懷孕的狀態」，也就是說有能力增加肺經，之後才可能有能力懷胎九個月把小孩生下來；而肺經虛弱的人連把「自己」照顧好都來不及了，哪有可能還把氧氣分給肚子裡的小孩呢？所以當然身體也不可能沒頭沒腦地讓自己懷孕了。（詳見第17章〈科學脈診看生理期與不孕〉）

另外我們還發現一個肺經增高的狀態，就是到高山地區時，健康的人肺經也會增加，如果肺經增加不起來，就會出現高山症的狀態，這部分我們會在後面章節進行更詳細的探討。（詳見第14章〈從脈象推估是否發生高山症〉）

■ 負值（一）：肺虛

肺經低的肺虛是老化最明顯的一個現象，一旦肺經低了，就代表身體的狀態「老了」。

前面提到肺經保護著心臟，所以當身體有任何危急的情況，都會讓肺經增加，確保心肺功能能夠維持；一旦肺經低，而且遇到危急「高不起來」，就代表身體心臟的保護機制消失，可以說是種危險需要特別管理的狀態。

肺虛的時候有幾個症狀：

1. 容易喘、胸悶。

因為別人換一口氣，肺虛的人可能要換兩口。簡單的說，肺經低時送到肺的血液比健康的人少，所以每一次呼吸，可以帶進身體的氧氣比較少，能帶出去的二氧化碳也較少，稍微動一下，就很容易使身體內氧氣不足，或者是體內的二氧化碳太多，而為了彌補這個問題，只好多吸幾口氣，看起來就會像是很容易喘。所以往往到人多、高山地區等氧氣比較稀薄的地方，一般人可能沒事，但是肺虛的朋友就很容易喘個不停。

2. 老是有痰，好想咳嗽。

相信有人應該會聯想到這症

狀跟吸菸的人很像。沒錯，研究中發現吸菸的朋友在「吸菸的過程」中，肺經可能會因為熱氣短暫增加，但是長時間下來，肺經卻是越吸越低。當肺經血液循環不好，會造成呼吸系統局部的免疫力下降，這跟脾經高不高沒有那麼直接的關係，也就是說脾經高的人，肺經低，呼吸器官還是可能容易受到感染，或者有不適的現象，原因是即使免疫系統再好，如果肺經血液不足，也無法把充足的免疫細胞送到呼吸道。當然，如果脾經低，呼吸器官感染的狀況就會更嚴重了。

我們喉嚨有痰，還有一直想咳嗽的情況，其實都是喉嚨與氣管附近的細菌在作怪。因為肺經的血液循環不足，沒辦法把免疫細胞正常地請來把這些在肺經內部的細菌給殺死，喉嚨才會一直有痰、想咳。

在此提供一個治標也治本的方子，就是「杏仁茶」！這裡的杏仁，不是西方的杏仁果，是我們傳統中國的（苦）杏仁，又稱北杏，實驗發現杏仁有補肺經的效果，同時成分含有大約3%的苦杏仁苷（amygdalin），這個成分會轉變成氫化氫，而氫化氫其實就是《名偵探柯南》卡通裡常見有杏仁味的「毒藥」，不過大家不用擔心，只要分量不過多，毒不死人，反而可以在呼吸吐氣之間，幫忙殺死一些喉嚨周邊的細菌。

3. 前胸外側（肺經）與上背痛。

胸前肺經通常並不會持續疼痛，而是在按壓的時候才感覺痠痛，而上背肩胛骨內側的位置，在膀胱經也低時，出現疼痛的機會更高，甚至不用按壓就會感覺到疼痛，這個部位是膀胱經上與心肺關聯的部位（心腧穴、肺腧穴、膏肓穴等）。

當我們身體區域血液循環不良時，最早可能會覺得癢癢的，之後會變得痠痠的，再來會覺得痛痛的，最嚴重的時候反而什麼感覺都沒有了。所以有些人雖然肺經虛弱，卻沒有任何感覺，那

反而可能是更嚴重的狀態。

因為肺虛是老化過程的一環，所以不管這兩個位置有沒有疼痛，只要年紀越來越大，都建議定期按摩，幫忙促進肺經的循環。還有，這兩個位置在姿勢不良的情況下，更容易血液循環不好。想像一下駝背的人，前胸肌肉緊張收縮，背部肌肉過度拉伸，使得這兩個位置正常共振的能力下降，長時間下來肺經跟膀胱經都會越來越虛弱。

而肺虛會增加高血脂、高血壓、心血管疾病的機會。這部分我們在後面章節會有完整詳細的介紹。

簡單的說，肺虛的人氣體交換的能力不足，造成身體內慢性的缺氧，同時二氧化碳排除的能力不夠，造成二氧化碳的堆積，缺氧與二氧化碳的累積，就會引起高血脂與高血壓，進而增加了心血管疾病的機會，嚴重時有可能會併發心臟病，要特別留意。

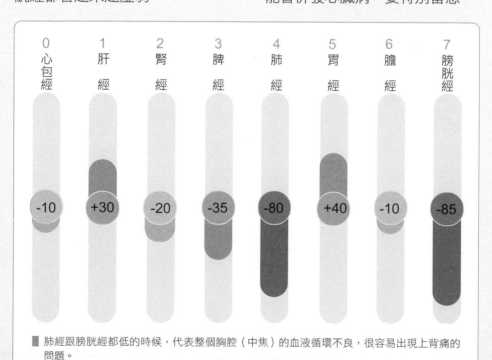

0 心包經	1 肝經	2 腎經	3 脾經	4 肺經	5 胃經	6 膽經	7 膀胱經
-10	+30	-20	-35	-80	+40	-10	-85

■ 肺經跟膀胱經都低的時候，代表整個胸腔（中焦）的血液循環不良，很容易出現上背痛的問題。

　　在前面肺火的地方我們已經提到過，懷孕的人、能克服高山症的朋友，肺經都應該可以「增加」，但是對於沒有能力增加，肺經總是虛的人來說，要懷孕成功的機率變小，會發生高山症的機會也會大大的增加。

[經絡解釋] 第五諧波（C5）：胃經

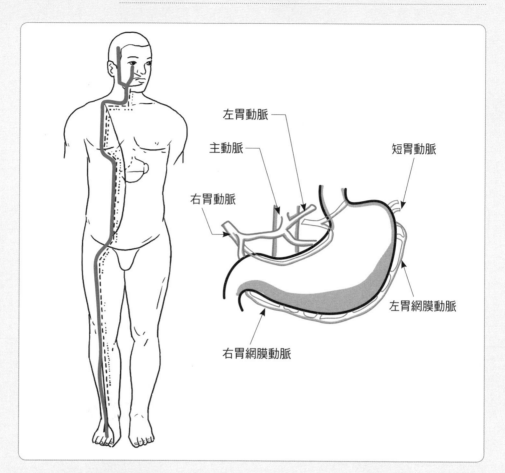

左胃動脈

主動脈

短胃動脈

右胃動脈

左胃網膜動脈

右胃網膜動脈

　　所謂「五臟六腑」中的五臟是從第〇到第四諧波（C0-C4）的「心、肝、腎、脾、肺」，這五條經絡與「臟器」本身具有很強的關聯性，然而剩下的六腑：胃、膽、膀胱、大腸、三焦、小腸，概念上就與臟器本身的關係不大，與「經絡」的意義更加明顯。不過在我們研究的過程當中，發現第五諧波（C5）與「胃」有相當大的關係，是界於臟與腑中間的經絡，從第六諧波（C6）膽經開始就是完整的腑，也就是與臟器的關聯性小，主要

是「經絡」的概念了。

經過觀察發現，指診上的胃經相較於其他經絡變動較大，常會受到「吃飽沒」的影響。

一旦感覺到肚子餓，胃酸分泌增加，胃經也會增加；而當我們吃飽了，肚子不餓的時候，增加的胃經就會降回來；如果吃太飽，飽到撐了，胃都動不了，胃經就會降低。所以要觀察胃經的真實情況，最好是在不餓也不飽的狀態下，像是早餐吃完大約兩小時之後。

很多現代人有頸椎側彎的問題，如果有影響到脖子前面的歪斜，則會看到左右手胃經明顯的差異，這時不管胃經是正值或負值，都應該用觸診的方式先確定脖子部分的胃經是否有哪裡特別疼痛或結塊，或者甲狀腺附近是否有異常；如果都沒有，再觀察其他部分的胃經，左邊或右邊是否有單邊受傷的狀況。

正值（＋）：胃火

前面已經提到肚子餓的時候胃經會增加，若去除肚子餓的情況，胃經呈現正值，就代表身體有「胃火」，這種胃火跟我們平常說的「上火」相似度很高，嘴巴容易臭、臉上（胃經）長痘痘、容易喉嚨發炎……等。

胃火時，胃酸分泌過高的機會會增加，所以發生腸胃潰瘍的機會也會跟著增加，尤其是脾經低、胃經高的人，患十二指腸潰瘍的機會會升高，這部分在後面會有專篇詳細說明。而胃食道逆流則比較常見於胃經高，同時脾經也高的情況，可能會常常覺得口渴，喉嚨熱熱的不舒服。

負值（一）：胃虛

吃太飽時會出現胃經低的脈象，這時候可以多按摩胃經的穴位，尤其是足三里的位置，重啟胃經的循環。

如果沒有吃太飽，卻又出現胃經低的狀況，身體本質胃經循環不良的機會很大。長期胃經低的人，一般來說會比較瘦弱，因為不容易感覺到肚子餓，所以也

可能比較不喜飲食。

　　正常的身體為了提供足夠的「養分（飲食）」進入身體，確保有足夠能量提供給全身利用，比較少會將胃經的能量給別的經絡使用，除了本身體質胃經循環虛弱的情況之外，大多是全身性血液不足，最後才會動用到胃經的能量，所以即使已經有冠狀動脈堵塞，造成脾經、肺經、膽經與膀胱經都呈現負值的時候，惟獨胃經可能還是平脈。

　　但是有一種補脾補過頭的情況，太嚴重的時候就會看到脾經很高，不只搶了肺經的能量，連胃經的能量也搶走了，這時很容易會覺得肚子很脹，而且便秘的情況變得更加嚴重，必須要從停止補脾開始，才有可能將胃經的能量拿回來。

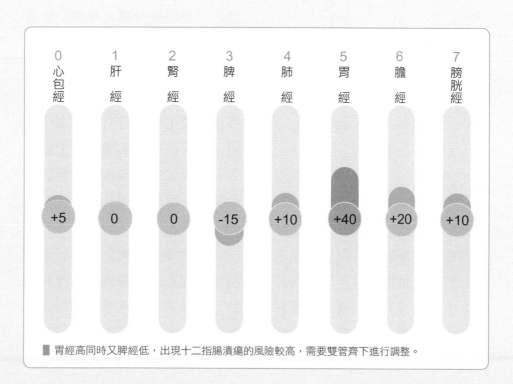

0 心包經	1 肝經	2 腎經	3 脾經	4 肺經	5 胃經	6 膽經	7 膀胱經
+5	0	0	-15	+10	+40	+20	+10

■ 胃經高同時又脾經低，出現十二指腸潰瘍的風險較高，需要雙管齊下進行調整。

[經絡解釋]　**第六諧波（C6）：膽經**

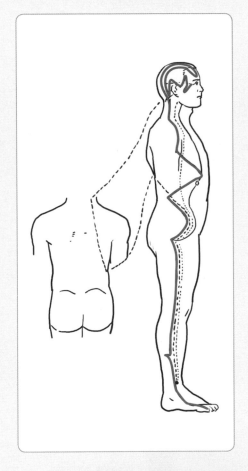

前面已經提到從膽經開始跟臟器就沒有什麼大關係，而是經絡的概念。經過研究，我們可以知道上焦，也就是頭上的血液循環是由膽經掌管，如果非要把膽經跟一個臟器連結的話，我會說是「腦」，當我們在用腦或者是

放空時，膽經的數字會很快地受到影響。

以我自己的例子來說，只要一集中精力做學術相關活動，我的膽經就會快速飆升，如果集中精神太久，膽經太高，就開始頭痛，這樣的頭痛該怎麼處理，我們會在後面的章節介紹。

在前篇胃經的說明裡，提到很多現代人有頸椎歪斜的問題，當脖子歪向某一邊，會造成送往頭上的血液無法正常運送。你可以想像一下，脖子主要有兩條血管往上，就像是兩條水管，如果我們把這兩條水管彎向一邊，只彎一點可能不會影響到往上的水流，但是如果彎到水管有點變形的時候，水管裡面水流一定會受到影響。

如果是往右彎，左邊的水管被拉得更直，可能水反而流得更快，但是右邊的水管會因為阻礙而流得更慢，這時在脈象上就會看到左右手膽經數字明顯不同，

症狀輕微的，可能是偏頭痛、高血壓，嚴重時甚至會導致中風。

造成高血壓的原因，是因為身體要彌補血管受到壓迫，往頭上的血液不足，而不得不增加血壓，確保有足夠的血液供給到頭上，而沒被壓迫到的另一邊會因為過高的血壓造成血管破裂，引起腦中風的機會。所以如果發現左右手的膽經差異很大，要趕快針對脖子的歪斜進行處理。

正值（＋）：膽經過高

前面提到當我們在從事需要用腦思考的活動時，膽經就會變高，像這樣的膽經過高，除非情況太嚴重，只要停止用腦就可以恢復，不用太過擔心。

也可以說膽經長期高的人腦袋較靈活，頭腦可能比較好，但是這種人同時會有脾經過高的機會，因為六是三的倍數，所以第三諧波脾經與第六諧波膽經容易呈現共振的狀態，也就是說脾經高的人很容易膽經也會一起高。膽經高看起來頭腦很靈活，可是

同時也比較容易用腦過度造成失眠。脾經太高的問題前面已經敍述，這裡就不再贅述。結論是：要用腦的時候，膽經短時間增加是很好，但是平時膽經還是越接近平脈越好。

負值（－）：膽虛

通常脾經低的人也都會伴隨著膽經低，當然反過來說也是對的，這兩個經絡會互相影響，所以如果有膽虛的情況，又發現脾經也低，則需要補脾才有機會把太低的膽經給補起來。

我們也發現到有一種脾經正常，可是膽經低的情況，常常是睡眠不足造成的。大家應該體驗過熬夜之後頭腦昏沉的狀態，根本無法集中精神，這時不用量脈也可以知道膽經應該是低的，膽經太低的時候一樣會造成頭痛，更詳細的內容在後面章節會做更多的解釋。

[經絡解釋] 第七諧波（C7）：膀胱經

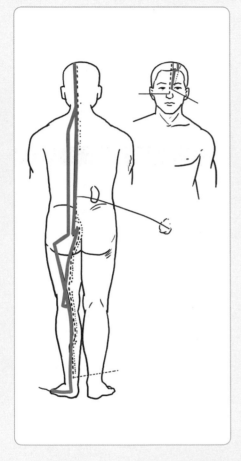

膀胱經主要走的是身體整個背面的血液循環，與泌尿器官有些許關聯，在八條經絡當中是「輔助經絡」。這裡所説的輔助具有兩種含意，第一種是膀胱經上（背部）的穴位與自律神經中交感神經的神經節位置很接近，這

些穴位都是叫做「X」腧穴，X是各種「經絡名」，像是心腧、腎腧、肺腧、脾腧等，為調整各經絡的樞紐。其調整的原理很有可能就是經由影響「神經節」，所以我們會説膀胱經是「輔助」各經絡分配的經絡。

第二種含意則是在進行脈象判讀時，膀胱經可以輔助判讀結果，因為膀胱經走的是從頭到腳的背部循環，如果膀胱經與三焦（上焦：膽經，中焦：肺經，下焦：腎經）同步的時候，可能同低，也可能同高，而如果有同步就可以看出那個區塊（三焦中哪一焦）有血液過高或者是過低的情況。

舉例來説，如果肺經與膀胱經同低的時候，我們可以知道中焦，也就是我們胸腔區域整體的血液循環不足；而如果看到膽經與膀胱經一起高的時候，我們可以知道上焦，也就是整個頭的血液循環過高。我們也發現到這種

脈象在長期用腦的工程師身上常會出現。

正值（＋）：膀胱經過高

前面已經提到過，膀胱經屬於輔助經絡，所以很難單獨用來解釋脈象，不過我們還是可以觀察到兩種膀胱經特別高的情況。

第一種是泌尿器官有感染或發炎。前面有說到正常人有發炎的症狀，脈象上會出現脾經低與肺經高的狀況；同時腎經跟膀胱經也會一起變高，我們稱之為傷寒脈。當泌尿器官感染時，會看到不僅出現傷寒脈，而且膀胱經數值還會飆很高。

另一種情況則是在性慾較強的人身上會出現的脈象。如果膀胱經高，腎經又不夠強，長期下來會引起腎虛，要特別注意。

負值（－）：膀胱經過低

我們很少見到單純只有膀胱經過低現象。膀胱經過低，通常都伴隨著肺經過低，前面也說過這代表的是中焦（胸腔）血液循環不良，容易有心血管問題，要特別注意。

科學脈診
病症新詮釋

西醫以基因檢測為主流，以儀器檢驗診斷疾病；中醫則一直都把預防醫學當做宗旨，強調「致中和」、「治未病」的概念，也就是現代所謂的預防醫學，這也是我們從事科學脈診的研究目標。

所有的疾病都不是突然發生的，看似突然的猝死，都是我們長久以來無視身體的抗議才會發生。因此，觀察脈象，可以了解疾病發生的過程，及早做出正確的預防。研究至今，透過與中西醫跨域合作，將脈象與症狀、疾病做連結與分析，讓我們對病症有進一步了解，並逐漸解開病因與找到預防之道。

在 Part 3，想帶大家從認識中醫的基礎概念開始，並分享科學脈診的研究下對疾病所發現的新詮釋。

6 虛實陰陽的判別與調和

　　早在《黃帝內經》中就提到關於「陰陽」的理論，經過兩千多年的演進，現在中醫提到「辯證」，幾乎一定都會想到八綱。

　　八綱分別是表裡、寒熱、虛實、陰陽。一直以來，我們很努力想釐清八綱在科學脈診中的意義，是否可以用科學脈診的數字呈現八綱的概念。

　　在前面特輯中，我們已經大致上談過虛（火）與實（火）的概念，接下來在這個章節裡，想進一步分享在脈診基礎上看到的陰陽為何？以及如何用脈診的結果幫助達成陰陽調和的狀態。

— ● —

　　中醫對於陰、陽的概念非常廣泛，常見的兩個陰虛名詞：「陰虛陽亢」與「陰虛火旺」，其中「陰虛」二字，字面上雖然一樣，可是仔細推敲就會發現這兩個「陰」並不是相同的概念。

　　陰虛陽亢的陰陽，所指的是「身體內部（陰）與外部（陽）的能量」，這跟《黃帝內經・素問・調經論》中說的「陽虛則外寒，陰虛則內熱，陽盛則外熱，陰盛則內寒」的內外概念是一樣的。

　　陰虛火旺的字義是「陰精虧損而致虛火熾盛」，這裡陰的概念與《黃帝內經》的陰（表裡的裡）並不相同。

　　下面我們就針對「表裡的陰陽」與「陰虛火旺」這兩種陰虛分別說明。

⇒ 表裡的陰陽：陰是內部能量，陽是外部能量

這種陰陽的概念看的是能量氣血的分布，也可以說是表裡分布的概念。

身體要健康，能量的分配應該要表裡互相配合，不論是表（陽）的能量太多，或者是裡（陰）的能量太多，都會失去身體的平衡。

身體的肌肉有分成隨意肌與不隨意肌，所謂的隨意肌，是我們可以用意志力去控制動與不動的肌肉，像是手臂的移動，就是手臂上的二頭肌、三頭肌等隨意肌，隨著我們要移動的意志進行收縮或舒張；反之，身上也有很多不隨意肌，這些肌肉雖然也是肌肉，但其實無法直接由我們的意識來調遣，像是腸子上的平滑肌，或者是心臟上的心肌，各有它們自己控制的特殊機制，不管再努力，我們也幾乎無法直接用意識來調控。

這裡我會說「幾乎」，而不是「絕對」的原因，是因為有些氣功練的就是用意識來調控不隨意肌，不過在正常情況下是無法控制不隨意肌的。

就像隨意肌與不隨意肌的概念，我們身體的能量也分成了隨意能量與不隨意能量。我們可以用意志力動用的能量，像是肢體運動以及頭腦思考等能量，屬於陽，也就是所謂的外部能量，在經絡上看的是脾經、膽經和三焦經；恆常調節與維持內臟功能無法隨意調控的陰，也就是內部能量，則是腎經、肺經、膀胱經。身體必須要內外陰陽調和，才能讓內臟有足夠能量維持正常運作，要用力時或用腦的當下，肌肉與腦也能有足夠的能量取出來使用。

由於陽是隨意的，所以可透過調整意志與行動來影響調控，也就是說一旦想要改變，比較容易被改變；而陰就不同了，不隨意的情況讓陰更像身體的「基本體質」，是長期以來被「習慣」慢慢塑造出來

的，相較起來比較難改變，需要更長的時間調整與調理，體質（也可說是身體的調控習慣）才能真的被改變。

在歸經的研究當中可以發現，不只是有比較多的飲食與中藥對陽（脾、膽、三焦）有補的功效，「練肌肉」的重量訓練也很明顯會增加脾經的效果。

反之，陰虛（腎經跟肺經低）是很難補的，尤其是屬先天之本的腎經，而且很容易因為陽盛（脾經、膽經、三焦經過高），把陰的能量搶走而造成陰虛，也就是所謂的陰虛陽亢。所以想要身體健康，首要顧「陰」，才能練「陽」。

⇢ 陰虛火旺：「陰」是必需營養素

中醫將人體的精液、血液、津液（體液）統稱為「陰精」，當陰不足（陰虛）時，體液就會分泌不足，按照不同臟腑（經絡）的缺乏情況不同，會引起身體不同的症狀或疾病。

為了維持身體正常的運作，全身有許多細胞各自負責製造各種成分，中醫所說的精液、血液、體液其實是一個大集合，仔細分析這些液體，除了水分之外，還包括許許多多的物質，像是各種消化酵素、荷爾蒙、神經傳導物質等，依照臟腑的功能不同，生成的體液中含有的物質也不同。

傳統的中醫因為只能用肉眼觀察，可以看到體液有變少，也觀察到這些體液變少時身體相對應的變化，卻無法了解體液減少與身體變化之間的關係。

其實只要加上西方生理學的概念，有些症狀的原理就可以被理解，比如說腎陰虛出現的口乾咽燥，其實就是腎臟機能不足（腎衰竭）時，尿濃縮的能力不足，造成全身性缺水引起的口乾。

而肝陰虛造成的夜盲與目乾畏光，其中一個連結應該就是維生素A。維生素A是很容易缺乏的營養素之一，有助於維護肝臟的健康，而肝臟也幫忙儲存與代謝維生素A。眼睛需要維生素A來協助維持視力（尤其是夜間的狀態），以及眼淚的製造，儲存在肝臟的維生素A在眼睛需要時，肝臟必須將維生素A代謝成眼睛可以利用的形式（視黃醇），然後再運送至眼睛。由此可知，不論是身體缺乏維生素A，或者是肝臟功能不健全（肝陰虛），無法代謝與搬運足量的維生素A至眼睛，都會引發夜盲或乾眼的症狀。

　　「陰」的功能要維持，除了臟腑細胞是健康的、有能力製造體液之外，體液的「材料」也得充足，巧婦難為無米之炊，再好的身體沒有材料也做不出東西，這些材料就是必需營養素。

⇒ 血液透過振動輸送臟腑所需的營養素

　　身體裡每一個臟腑都可以視為一個獨立又互助的工廠，製造著不同的產品，如果要維持身體健康，每一家工廠都該完成自己應該要製作的產品，但是要成功的製造商品，除了原料（營養素）和工人（細胞的製造能力），「原料與能量的供給」也是非常重要的，這個供給線就是「血液」，也就是「陽」的概念。

　　「陽」是將原料經由血液運送到不同區域的能力，把神經傳導物質的原料送到神經系統，把製作消化液的原料送往腸胃，把荷爾蒙製作的成分送往分泌荷爾蒙的臟器……，這些運送分配能量（血液）受身體共振能力調控著。一個健康的身體所需的原料必須要足夠，也就是營養素必須要充足，則「陰」就足夠；如果分配到各系統的供應量都能滿足每個系統的需求，就代表各經絡的「陽」也足，這樣就是陰陽調和，身體維持在健康的平衡。

陰虛火旺可以發生在不同的臟腑（經絡），任何臟腑的製造材料或者是能力不足時，身體為了彌補這樣的不足，會把更多的能量（血液）送往原料不足的經絡，以維持基本運作，進而引起該臟腑過度的能量（血液）供給，這就是「虛火」的現象。陰虛火旺比較會發生在心、肝、腎、脾、肺之五臟，而非六腑，因為這些臟器的功能對生命的維持非常重要，身體會為了這些臟器做出「代價」，增加供應鏈配送的機會比較高。

　　科學脈診看到的各經絡能量分布情況，也就是「陽」的部分，但對於「陰」，也就是營養與細胞製作能力是否缺乏，其實是看不出來的。所以不可能只利用脈診就看出陰虛，需要有更多其他的診斷以及問診。不過，現今營養素缺乏的檢測並不多，最安全的方式還是分析飲食，以確認整體營養素是否缺乏。

　　在追求健康的路上，我們除了要努力將脈象調成能量均衡的平脈之外，學習如何吃得夠均衡、夠營養，也是必要的功課。

陰陽調和建構免疫力

大家應該都有經驗，病毒性流感儘管再流行，就是有人完全不受影響，或者是被傳染了，症狀也很輕微，這種人就是免疫力強的人！而要增強免疫力必須從中醫所說的「陰陽調和」開始做起。

所謂免疫力的「陰」，指的是免疫反應需要的各種營養素。如果要形成足夠的抗體，就需要組成抗體的蛋白質（胺基酸），其他像是維生素A可幫助維持上皮及黏膜細胞的健全，減少病原體入侵的機會；要讓免疫反應正常運作，就需要維生素C、維生素D、維生素E、葉酸等，以及鋅、硒、銅、錳等礦物質。所以充足的必需營養素是建立良好免疫力的必要條件。

至於免疫力的「陽」，則是提供免疫力能量（血液）的部分。一家工廠有了原料，還需要電力，才能把產品正常的做出來，而免疫力除了需要各營養素提供充足的原料，還需要充足的能量（血液）送到免疫系統。透過量脈，我們可以確認身體有多少的血液被送到免疫系統（脾經）。

想要有一個健全的免疫系統，陰（必需營養素）與陽（免疫系統的血液供給）缺一不可。當身體需要動員免疫系統抵禦外侮時，如果免疫系統的營養素不足，身體反而會增加免疫系統的血液供給（希望透過更多血液供給帶給免疫系統充分的營養素），這時候在脈象上反而會看到過高的脾經，這是脾經的「陰虛火旺」證，在中醫稱為「脾陰虛」。

7 西醫亞健康與中醫治未病

在我們對於疾病越來越了解的現在，有許多人投入了「如何不要生病」的預防醫學，這其實就是中醫長久以來所說的「治未病」。所有的疾病都不是突然發生的，看似突然的猝死，都是我們長期無視身體的抗議才會發生。

尤其現代人常見的慢性病，是我們從出生到現在，對身體所做的一切總結的結果，就像我們每一次看到的脈象，都是我們對身體所做的事情造成的總和，絕對不是一朝一夕跑出來的。糖尿病不是，癌症不是，心臟病更不是！當我們越了解疾病發生的過程，就能越早做出正確的預防。

⇒ 西醫的預防醫學主流：基因檢測

現在西醫的預防醫學主流基礎，建立在「基因檢測」的結果。有什麼樣的基因，會有什麼樣的疾病風險，而面對這樣的風險，我們應該要如何預防與準備？

每個人的基因都是出生時父母親種在我們身上的種子，即使擁有相同父母的兄弟姊妹，每個人拿到的種子也都不完全相同，而且並不是每個種子都會開花結果，端看我們要如何「種植」。也就是說，這些基因會不會真正開始作用，還要看我們如何對待我們的身體。

雖然我們不能選擇拿到什麼種子，但是基因檢測有助得知我們有哪些種子，然後改變種植與灌溉的習慣，控制某些不好的、特定的種子不要發芽，或者是延後發芽，用正確的生活方式阻止一些不好基因的表現，增加好基因的功用。如此一來，即使有不好的基因，透過正確的生活方式，還是有機會能保一生平安。

　　但是基因檢測跟星座算命或紫微斗數很像，在出生的那一剎那已經決定了，到現在為止基因還不能更改，檢測知道結果後，不論好壞，只能在已有的基因（命運）下發展。但是就像算命一樣，如果好好注意，努力改變，還是有機會逃離命運／基因的束縛，活出一個屬於自己更美好的人生。

　　在2020年的今天，我們對於基因已有些許的了解，陸續出現許多研究告訴我們，什麼樣的基因會有哪些健康問題，以及是否會有疾病的風險。常見的糖尿病、癌症、心臟病等疾病風險的研究如火如荼地發展中，但是雖然我們了解基因的風險，又該怎麼去影響「基因」，減少真正的風險？能做的事情還是不多。仔細觀察基因檢測報告就會發現，雖然基因告訴我們疾病風險指數，實質的建議卻與老生常談的多吃蔬菜水果、少吃精緻澱粉、早睡早起、多運動、維持健康體重……等差不多。

　　更激進的人可能會像安潔莉娜裘莉一樣，得知自己有罹患乳癌的風險，為了預防就把乳房整個切除。說真的，還好檢測出的是乳癌，如果檢查出有肝癌、胃癌或大腸癌的風險，那該怎麼辦才好？

⇒ 預防醫學的先鋒——中醫

　　雖然這幾年西醫才吹起了預防醫學的旋風，可是早從幾千年前開始，中醫一直都把預防醫學當做宗旨，「致中和（平脈）」的概念就

是所謂的預防醫學。健康的身體可以將能量適當分配，當多的多，該少的少，身體平和自然就不會生病，但是如果我們長期錯誤地運用身體，健康的平衡就會開始傾斜，而在傾斜剛發生時，若我們能及時察覺，及時調整，很快就能恢復中和；一旦傾斜得太過嚴重，身體的平衡整個傾倒，最終就會發生疾病。

為達成致中和的目標，我們偕同中醫一邊尋找健康平脈的標準，同時也與西醫合作研究疾病時的脈象，因為了解脈象變化與疾病的關係，就可以在尚未發病之前做出疾病提醒，按照身體的狀況搭配中醫、營養、物理治療、運動、芳療……等幫助，期望做到傾斜扶正，回至中和。

➠ 現代人的亞健康狀況，中醫最懂

按照世界衛生組織（WHO）的統計，全世界人口有20%處於生病的狀態，5%的人是完全健康的，剩下75%的人，既不是健康，也還不到生病，屬於健康與疾病的中間——也就是「亞健康」狀態。

西方醫學可以很精準地量測一些數值來診斷疾病，像是血壓與血糖，但是在標準上大多只分成兩種，不是健康，就是疾病。所以到目前為止，西醫對於亞健康並沒有太多辦法進行客觀檢測。

無法診斷亞健康，當然就無法治療亞健康。結果痛就吃止痛藥，過敏就吃抗組織胺、類固醇，肌肉痠痛就吃肌肉鬆弛劑，而這些還不到疾病的症狀，其實都是身體在提醒我們失去平衡的暗示，如果長久治標不治本，傾倒（生病）看起來反而變成一瞬間的事。

在中醫的眼中，亞健康就是健康已經出現傾斜，而在科學脈診的幫助下，身體往哪傾斜一眼即可辨明，還沒傾倒的樓房，加些柱子補強，很容易就能把樓房喬正。若是還沒有真正生病的亞健康，只要趕

快修補，「逆行」回健康並不困難，但如果一旦房子垮了、塌了，也就是身體生病了，那就只能重建，花再多的工與時間，也很難重建出跟以前一樣好的房子。所以比起疾病，中醫更重視「亞健康」的情況，也發展出非常多調整亞健康的方法。

⇒ 個人化的亞健康調理方案

從美國帶回來的花旗蔘（西洋蔘），從韓國帶回來的紅蔘，還有從中國帶回來的冬蟲夏草，都是很昂貴的補品，很多人想都沒想，看到廣告裡面說的功效，就開始往肚子裡吞，其實越高級的補品，效果越好、越明顯，所以是更挑體質的，吃對效果加倍，吃不對的話，副作用也一樣加倍。

每個人除了先天基因不同，加上環境不同、習慣不同，最後出現的「傾斜」方向也會不同。房子傾斜向右，就應該找根右邊的柱子補上撐住；如果傾斜向右，卻在左邊添一根柱子，不但不會有效，反而會讓往右傾斜的力量變得更大。

對身體影響顯著的補品，都是很大根的柱子，選對了，撐起房子減少歪斜的力量很大；選錯了，不僅會讓房子傾斜得更嚴重，一不小心不是壓垮房子的稻草，而是壓垮房子的「柱子」，所以任何對身體有明顯功效的食品，都應該因人而異，因狀態而異。若以偏概全，那不如不吃。

⇒ 歸經研究——找出適合的柱子

在衛福部輔導之下，早期爸爸的研究團隊就開始對常用中藥與脈象的影響，進行相關的研究與整理，其實就是用科學脈診來看中藥歸

經的效果。現今我們也持續對中藥、飲食、芳療、運動、推拿按摩等做歸經相關的研究，找測試者來進行前後脈象變化的趨勢。

中藥與食物對於脈象的影響，通常從食用後30分鐘開始有反應，大多可以持續2小時，視藥性的強度，有的中藥作用可以更久。在實驗期間，我們會要求受試者必須在2小時內不進食其他食物（室溫白開水除外），主要原因就是要避免其他食物對脈象的影響。在食用測試食物後，每30分鐘量測一次，至少量測四次（也就是2小時），如果大多數受試者在歸經上有一致性的變化，則會列為歸經效果。

對中藥歸經有研究的朋友，應該有發現每本書對於各中藥歸經的說法不大一致，除了不同時代對於歸經的標準（研究方式）不同造成差異之外，其實還有很多事情會影響藥材的歸經效果，像是西洋蔘不能拿到中國東北栽種，而人蔘就是要在東北栽種的才是最好的道理一樣，土壤的狀態、氣候、栽培環境……都深深地影響著藥材最後的品質；有無施肥，是否有使用農藥、除草劑，這些種植的方式，也都會改變藥材的效果；還有藥材的處理及炮製、煎煮方式，也決定了最後產物的效用與強度。

所以即使是同一種藥材，每本書裡歸經的結果多少有些不同。服用中藥或保健食品之前，最好要進行歸經實驗，或者是使用已經測試過歸經研究的產品，才能確保每一塊錢都花在對自己健康真正有益的產品上。

⇒ 個人化的歸經結果

做了這麼多年的歸經研究，我們還發現一個不能忽視的影響，那就是個人消化、吸收與代謝的能力，也會造成不同的結果。優秀的產品，歸經的結果會很明顯，大多數人的結果都會一致，但是不管什麼

樣的中藥或保健食品，永遠都會有人跟別人的結果不同。

仔細分析與別人差異多的受試者體質，發現大多數都是屬於脾虛（脾經低）的人，這其實就是中醫所謂的「虛不受補」。脾虛的人因為消化吸收（運化）能力不足，所以效果再好的東西，吃了也不一定能夠消化吸收，因此也得不到相同的功效。

另外還有少數的人，應該是身體代謝的能力不同，所以效果發生的時間不同，或者是作用的時間不同。

現今研究出來的歸經結果，代表的是對於大多數人的影響，但不會對每一個人都有一樣的效果。尤其是脾虛體質的朋友，建議長期服用保健食品之前，先進行個人化的歸經測試，確保對自己的效果後再服用，並且在服用期間適時量測脈象，觀察自己身體的變化是否符合期待。

⤷ 預防醫學不能只靠吃！

現代人往往喜歡追求速食文化，事情不僅是要越簡單越好，效果也要越快越好！可是身體不是我們一夜破壞的，當然也不大可能一夜就修好。

吃點東西就可以幫忙身體修復，當然最好，但是很多亞健康的情況，並不能只靠吃就修復好。舉例來說，背上沒有充足的肌肉，所以背總是打不直，駝背的結果是壓迫到前胸的肺經，甚至出現肩膀緊繃、上背疼痛的症狀，這時候吃再多補肺的食品，吃再強的西洋蔘，也無法將壓迫去除。

治本的方式先得用物理治療，如以推拿按摩將前胸、上背與肩頸的肌肉放鬆，針對背部的肌肉加強鍛鍊，當肌肉足夠強健了，自然而然背就打直了；肺經的壓迫解除後，再搭配上飲食、中藥、精油的調

理，恢復健康就在眼前。

　　中藥、飲食對於歸經的影響再大，也大不過運動、按摩等物理性的效果，但是一定要注意，運動與按摩也是有體質化的差異，就像中藥一樣，不能隨便吃，而是要選擇對的吃、適合的做才有用。

　　一直鍛鍊自己熟悉的運動或是肌肉，最後很容易把傾斜的平衡拉得更傾倒，利用科學脈診找出自己缺乏的部分，針對需要加強的部分補強，才是真正遠離疾病擁抱健康的預防醫學。

8 經典傷寒論，從脈象看病毒感染

東漢張仲景所著的《傷寒論》，不但是中醫內科學的經典，且由於理法與方藥皆備，更可謂是中醫版的傳染病學聖經。張仲景所言的「傷寒」，與西醫所說的傷寒並不相同，西醫的傷寒（Typhoid Fever）是一種由沙門氏菌感染造成的疾病，中醫的傷寒則是所有的外感病，也就是所有的傳染病都包含在內。

在抗生素或疫苗還沒有發明出來前，傳染病是人類死亡的主要原因，因此醫聖張仲景所寫的《傷寒論》在古代是研究傳染病非常重要的書籍，仔細探究可以發現，中醫討論傳染病的內容與方式跟西醫完全不同。

一般來說，西醫的傳染病學都是由病原體來做分類，而從《傷寒論》開始的中醫傳染病學，幾乎不討論病原體，主要是從人體的反應與狀態來分類，治療的方法也不是殺死病菌，而是調節身體，讓身體可以自行抵抗病菌，回到平和的狀態。

➠ 以身體良好的狀態應萬變

相信每個人都有感染的經驗，每一次的感染症狀都會因病菌品種不同，感染的位置不同，引起的症狀不同之外，其實左右症狀的最主要因素是我們身體本身的「狀態」。

COVID-19（新冠病毒）就是一個很好的例子。因為冠狀病毒表面棘蛋白的特徵，最容易感染呼吸道的細胞，但是可以發現並不是每個人都會出現呼吸道症狀，有的人出現腸胃道的症狀，有的人腳趾頭上還會長出水泡，有的人是失去嗅覺和味覺，有的人會嚴重到需要倚賴呼吸器呼吸，卻有些人完全沒有症狀。對於西方醫學來說，很難去解釋一樣的病原體，為什麼引起的反應如此不同，但是早在西元200年張仲景就用《傷寒論》說明了一切。

當身體遭受感染時，即使是受到同一種病菌感染，依照不同身體的狀態，最後呈現脈象都會不大一樣。然而有一種脈象，我們稱為傷寒脈，當比較健康的人遭受感染時，脈象上會呈現幾個一致的特徵，就是腎經、肺經及膀胱經增加，同時脾經與膽經都是下降的。

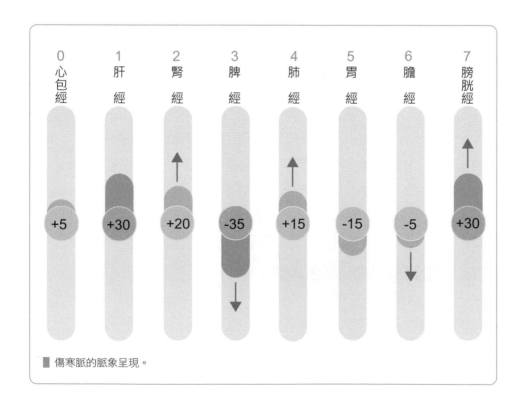

■ 傷寒脈的脈象呈現。

其實不只健康的人遭受感染時會出現這個脈象，在懷孕、健康女性的生理期前期，或者是身體有發炎狀態下都會出現這樣的結果。

—— ● ——

傷寒脈是一個體內（陰）增強，體外（陽）變弱的狀態，是身體處於壓力下的保護機制，將身體的能量集中至腎經、肺經、膀胱經，保護身體最重要的心肺功能。

如果在遭受感染時，看到腎經、肺經、膀胱經變高的傷寒脈，代表身體雖然受到感染，但是身體的反應是正常的，可以承受的，這時就像我們常說感冒的時候多休息、多喝水就是最好的良藥，讓身體有足夠的休息，打贏病菌的機會就很大。

但是如果感染期間的脈象不是上面所述的腎經、肺經、膀胱經增加，那狀況就不妙了。尤其呼吸道感染期間，身體應該會將血液送往呼吸道（肺經），支援攻擊感染呼吸道的病菌，也就是應該要增加的肺經沒有增加，代表身體沒有足夠能力將免疫細胞送往感染的中心，這時候身體能自然恢復的能力不足，需要藥物介入治療。

這也是為什麼新冠病毒在吸菸者身上會更嚴重的原因。在吸菸的研究發現，長期吸菸者普遍有肺虛情況，雖然在「吸菸當下」熱氣會造成短暫的血液循環增加，但是不吸菸時肺虛反而會更嚴重。吸菸者在呼吸道感染的時候，肺經增加的力量不足，症狀當然也就會更加的嚴重。

➡ 病毒感染的四大階段

第一階段：病毒感染期

大多數的病毒進入身體時，都會先抑制免疫系統的反應，在脈診上可以看到脾經會最先下降。這時候病毒應該還沒有大量複製，傳染

力尚未出現，症狀應該也不明顯，但是身體的免疫力已經開始下降，原來一直潛伏在身體內的細菌與病毒會先開始作亂。

喉嚨比較虛弱的人會感到喉嚨不舒服，其實這個階段的喉嚨痛可能並不是病毒本身造成的，而是長期潛伏在脖子附近的細菌，趁著身體免疫力下降出來作亂。建議可以多吃生薑、大蒜、人蔘等補脾的食品，以及多攝取含維生素D的魚油、動物肝臟等，並且多曬太陽來增強免疫力。

第二階段：病毒增生期與症狀發作期

病毒感染身體細胞後，會快速在細胞內複製增生，等到病毒充分複製會奪「細胞」而出。這期間由於細胞被破壞，症狀會慢慢開始顯現，奪門而出的病毒們數量龐大，所以這時候通常也是傳染力最強的時期。

按照每個人的身體狀態，這個階段延續的時間長短不一，如果持續觀察，可以看到從高頻，也就是能量較小、比較外在的經絡，慢慢往體內、低頻、能量大的經絡慢慢減少。也就是從小腸經、三焦經、大腸經、膀胱經、膽經、胃經、肺經，依序血液循環的減少，中醫會說「外感」的原因，除了感染源是由外而來的，經絡淪陷的順序也是由體外向內進行。

感冒中藥的使用就是按照經絡淪陷的狀況而應變。症狀開始初期中醫所使用的「桂枝湯」可以加強膀胱經與膽經的血液循環；中期時使用「葛根湯」則可幫助增強胃經與膽經的血液循環。利用這樣的方式，把「病毒」卡在門外，無法進入身體的內部。

有的人不需要任何輔助，自己的免疫系統在這個階段就把病毒消滅，也就是說在這個階段身體就恢復了，這樣的人就像是新冠病毒確診者中常見的無症狀感染。

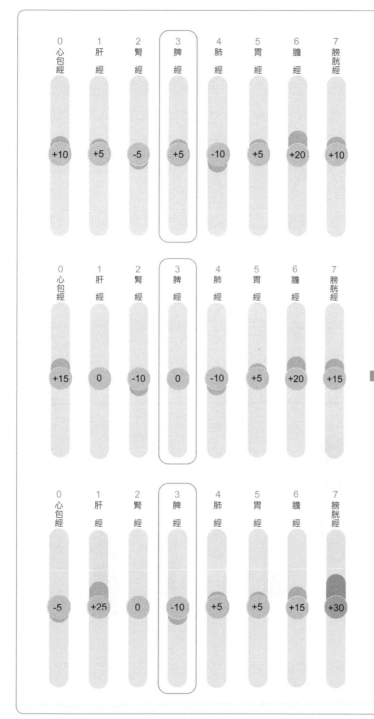

透過每日持續量測可以得知是否已經被感染。每日早餐後2小時量測到的脈象,多半受外界影響最少,最接近自己原本的脈象。當發現自己的脾經突然變低時,要特別注意可能已經進入被病毒感染的潛伏期,這時候病毒會先抑制身體的免疫系統,準備一個合適自己大量繁殖的環境。把握這個時期,多吃些增加脾經的飲食,多休息,有機會能把病毒關在門外,或者是減緩後續感染的症狀。

第三階段：嚴重期

　　如果身體沒有能抵禦住病毒第二階段的攻擊，就等於是完全被攻陷了，病毒會在身體比較虛弱的地方展現它的破壞力。第三階段就是感染最嚴重的時期。就像新冠病毒一樣，雖然大部分的人是呼吸道症狀，但也有其他像是腹瀉、腦炎、角膜炎、水泡……等症狀，就看身體哪一部分比較虛弱，血液循環比較差，免疫細胞不容易運送過去，病毒就會在哪裡造成損傷。

　　夠健康的人這時身體會開啟自我保護機制，也就是我們之前提到的「傷寒脈」，保護身體最重要的「心肺功能」，強制增加肺經與膀胱經／中樞的血液，將免疫細胞集結到肺部進行保護。而看到出現傷寒脈，可以使用強補脾的食物或中藥提高免疫系統的運作，當然「充分休息」是一定需要的，讓身體有足夠的力氣將病毒清理乾淨。

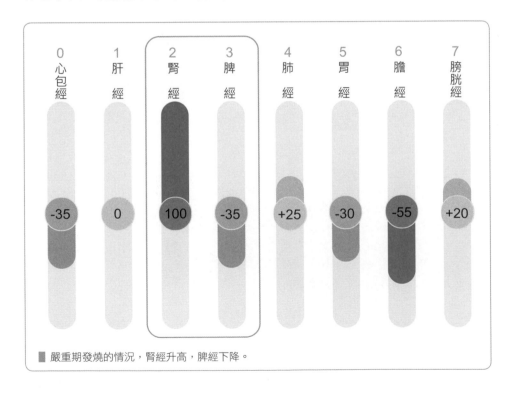

0 心包經	1 肝經	2 腎經	3 脾經	4 肺經	5 胃經	6 膽經	7 膀胱經
-35	0	100	-35	+25	-30	-55	+20

■ 嚴重期發燒的情況，腎經升高，脾經下降。

如果這個時期沒有看到傷寒脈出現，就一定要尋求外力幫忙治療，因為這代表身體狀態不理想，靠自身的能力可能無法打贏病毒。

第四階段：感冒恢復期

當我們看到脾經開始慢慢增加時，代表我們體內的免疫力在戰爭中漸佔上風，接著應該會看到肺經與膀胱經逐漸下降，往平脈的方向趨近，這時候身體應就恢復正常了。

但是如果脾經沒有上升，肺經也慢慢下降變成「負值」，顯示呼吸道感染變成「慢性」，我們可能要面對的是長期咳嗽，這時候的咳嗽不一定與病毒有關，而是免疫力不足，加上呼吸道循環不足，造成整個呼吸道的免疫力下降，這時候可以飲用「西洋蔘水」來幫忙增加肺經（呼吸道）的血液循環。

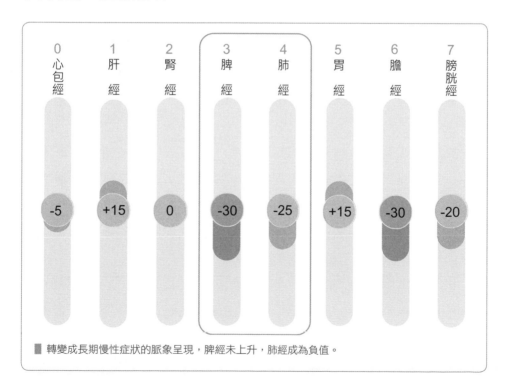

■ 轉變成長期慢性症狀的脈象呈現，脾經未上升，肺經成為負值。

有的人在這個階段脾經會一直不斷地增加，也就是說免疫系統對於病毒的反應過大，最後反而會因為過度的免疫反應，造成身體的損傷，這樣的情況在SARS病毒感染者身上很常見，這時候如果強補腎，把脾經的能量搶奪至腎經，應該有機會可以減緩過度免疫反應所造成的副作用。

➡️《傷寒論》治療的最高原則：他強任他強，我自一口真氣足

病毒一旦進入體內，感染了細胞，健康的細胞就成了受病毒控制的喪屍，成了製造病毒的兵工廠。

而這些被感染的細胞是我們身體本來的細胞，長得跟健康的細胞非常像，這其實跟癌細胞是一樣的狀況，由於長得跟正常細胞很接近，西醫藥物如果不能針對「感染細胞與正常細胞不一樣的部分」進行攻擊，甚至會連正常細胞都一起殺死。就像殺死癌細胞的時候，有些正常細胞會一同受到影響，而這也就是為什麼抗病毒藥物亦常會造成身體的損傷，甚至在殺死病毒感染的細胞前，不小心把我們先殺死了呀！

厲害的西醫都殺不死的病毒，當然中醫也殺不死。所以中醫治療的原則並沒有把「殺死病毒與細菌」當做真正治療的方式。西醫的目標是「治病」，而中醫的目標是「治人」，找出身體的平衡哪裡出了問題，就針對不平衡的地方進行調節，當平衡重現時即是疾病痊癒，也就是所謂的「他強任他強，我自一口真氣足」。

把身體調整回健康狀態，身體自然有可以殺死病毒的免疫力，也有調節所有機能的能力。所以仔細研究實際在臨床上治療新冠病毒病患的中藥方子，並不會看到有任何針對新冠病毒研發的「新藥」，幾千年的中醫歷史已經幫中醫把基本需要的藥方都研究完成了，問題是什

麼時候該用什麼藥？還有現代的中藥仍跟一千八百年前張仲景那時候的效果一樣嗎？

⟹ 一口真氣足──如何養成百毒不侵的體質

由於基因、生活作息、飲食、工作、環境……等狀態不同，每個人經絡能量的分布能力（或者是說習慣）是不一樣的。但是身體有的「總」能量（血液）並不會差很多，在總量不變的情況下，如果有經絡能量太強，就可能造成其他經絡不足的狀況。

所謂的一口真氣足，就是把身體的能量平衡在一個最均衡又穩定的狀態，身體越平衡，就越有能力對抗外侮，就算真的受到感染，也可以很快地將感染源去除，讓身體恢復平靜。

問題是現代人大多屬於亞健康的狀態，雖然還說不上生病，但身體不平衡的問題已經出現，依照不平衡的方向，有的人容易受感染，有的人呼吸道特別虛弱，有的人眼睛特別容易發生症狀，也有的人總是出現腸胃道的問題。

一般來說，脾經虛弱的人是病毒細菌最愛的對象，因為他們的免疫系統虛弱，面對所有的「外邪（細菌、病毒）」，不但抵抗力不夠，容易被感染，感染後將外邪殺死的能力也不足，不容易痊癒。所以如果知道自己有脾虛的狀況，一定要找出原因，針對根本進行改善。有關脾虛的概念與管理會在下一章特別討論。

除了脾虛容易感染之外，肺虛的人因為呼吸器官的血液循環不足，即使身體備有足夠的免疫力，送往呼吸道的免疫細胞不足，感染源會比較容易從呼吸系統進入身體造成感染。也就是說，如果身體有任何地方特別虛弱，循環不佳，就容易成為病菌攻陷的部位，所以讓身體維持健康的平脈是維持一口真氣足的最高目標。

⟹ 免疫力絕對不是越強越好

新冠病毒開始大流行之後，人人自危會被傳染，各種可以增強免疫力的食品廣告都出現了，還造成不少中藥材被囤貨的情況，可是免疫力（脾經）並不是越高越好，重要的免疫力太少當然不行，但太高也會讓身體出狀況。

前面已經說過，在感染恢復期適量增加脾經可以幫助身體復原，但是過強反而會引起過度的免疫反應，攻擊自身的正常細胞，像是當初SARS在流行時，死亡的多為健康的年輕人，就是因為SARS造成免疫反應旺盛，進而攻擊身體的正常細胞，引起自體免疫（也就是對自己細胞過敏）的狀態。所以免疫力也是要「嘟嘟好」才健康。

而且在總能量不變的情況下，脾經過強的朋友很容易出現肺經血液循環不足的狀況。簡單的說，就是脾經把肺經的血液搶走，這樣的人如果吃增加免疫力的飲食或中藥，那就補錯了、補過頭了，不但不會有任何幫助，反而會造成呼吸器官更加地虛弱。應該要著重於補腎與肺經，讓脾經過量的血液往其他虛弱的經絡走。

⟹ 他強由他強，清風拂山崗；他橫任他橫，明月照大江

新冠病毒也好，超級細菌也罷，世界上總會有層出不窮新的「品種」來挑戰人類，除了口罩、酒精、次氯酸……，我們更應該準備好一副健康平衡的身體，當我們擁有了健康的體魄，再強的病毒，再可怕的細菌，我們都可以應付自如！

9 脾經是免疫力的關鍵

　　中醫學使用的經絡都是用臟器當名稱，我們在前面也說過，雖然經絡都是以臟器為名，但實際上只有五臟與臟器本身有關，後面六腑與其命名的臟器相關性小，甚至沒有關聯。五臟中脾經又是一個很特別的經絡，因為脾經的脾與器官脾臟其實說的不是同一件事情。

⟹ 生理學中的脾臟

　　生理學的脾臟在腹腔左上方，是體內最大的淋巴器官，主要功能為儲存免疫細胞、濾血（去除異物、抗原，以及衰老的紅細胞）及儲血。脾臟內有各類免疫細胞（T細胞、B細胞與NK細胞），當我們的身體受病原入侵，脾臟的免疫細胞會做出免疫反應。

　　如果脾經就是脾臟，那脾經很合理的調控著我們的免疫力，但是中醫的脾經功能遠遠大於免疫力的控制，所以脾經應該說的不只是脾臟，而那又是什麼呢？

⟹ 中醫裡的脾經

　　脾經在中醫裡面擁有以下幾項很重要的功能：

1.主運化：所謂運化，指的是「食物（營養）的運送與轉化」，應

該就是指消化系統的功能，將食物消化後送到全身運用。所以脾好，消化好；脾不好，消化不良，容易肚子痛、拉肚子，在營養不足的情況下，容易感到四肢無力、疲倦。

2.**主升清**：升清其實跟運化的意思是有連結的。「清」即水穀精微，是說脾能將各種營養素上輸（也就是升）至心、肺及頭腦，應該也能解釋成脾經可以讓營養透過心肺的循環送往全身。

3.**升舉內臟**：中醫認為脾經有調控身體內臟位置的能力，所以脾氣虛弱，營養不足，容易有內臟下垂或脫肛等臟器移位的現象。

4.**主肌肉與四肢**：脾經管理著身體的肌肉與四肢的健康，當身體的「脾氣」充足，肌肉才能健壯。

5.**統血**：中醫認為血液正常在血管中移動，除了心臟的推動、肝臟的調節之外，還需要「脾」的控制。如果脾氣虛弱，則容易出血。

⟿ 科學脈診中的脾經

1989年，我們經由腎動脈血管結紮前後脈象改變的方式，驗證第二諧波是腎經之後，進一步想了解脾經是哪一個諧波，便直覺地綁住脾動脈，如果它像腎動脈一樣，脈象有明顯的改變，我們就可以很直接地證明脾經。但是看到結果才發現，事情並沒有那麼簡單，綁住脾動脈後的脈象沒有顯著改變。

繼續嘗試將各大動脈做結紮，在觀察結果時發現，結紮大鼠的上腸繫膜動脈後，第三諧波突然大幅度地下降；將結紮放開後，整體脈象又會快速地回到正常，所以我們很清楚上腸繫膜動脈與第三諧波有很密切的關係，也可以反過來說，第三諧波的變化反應了上腸繫膜動脈供血的改變。

仔細研究上腸繫膜動脈的供血部位後，就可以發現與中醫所講的

脾經功能十分類似。首先，上腸繫膜動脈主要供血給小腸與大腸，這是主導消化吸收的臟器。再來上腸繫膜動脈還供血給胰臟，胰臟的功能非常多，其中包括製造與分泌主要的消化液（酵素），而食物需要這些消化酵素，才可以被消化成營養素，然後被人體給吸收，與中醫所謂的脾主運化與升清是一致的。

同時，胰臟也主導了血液中血糖的調控，除了在血糖過高時分泌胰島素降低血糖之外，還在血糖過低時分泌升糖激素，保持血糖在安全恆定的範圍之內。後來我們透過更多的研究，已經確認脾經低的時候，會增加糖尿病的機會，嚴重的糖尿病患者容易出現流血不止與血栓引起內出血的狀況，也與中醫所謂統血的概念符合。

最後，上腸繫膜動脈也供血給腸繫膜，腸繫膜一直以穩定大腸與小腸位置而存在，與中醫所謂升舉內臟的功能相同。近年來腸繫膜已經升等為「器官」，擁有全身最多的免疫細胞，隨時在小腸、大腸周圍確保「外來物、病原菌」不能經由消化道進入身體。

我們可以看到第三諧波調控的功能有食物的消化與吸收、血糖的調控、固定腹腔內臟器，以及免疫力等，與中醫所謂的脾經非常相似之外，之後又透過針灸脾經穴位的實驗，證實了脾經的穴位與C3的密切關係，因此我們把第三諧波定義為脾經。

⇒ 傳統中醫的免疫力

傳統中醫裡對於「免疫力」的敘述，主要著重於肺經與脾經。

肺經為衛氣，主皮毛，是抵抗外來物的第一道防線，皮膚有物理性的免疫力，病菌被皮膚阻擋於身體之外，無法直接與身體內部接觸。同時，皮膚上的汗腺與皮脂腺，會分泌汗與油脂，維持皮膚的酸鹼與潤滑，抑制病菌的增殖。

另外，肺經也主管呼吸道，當有外來物進入時，呼吸道內部會分泌黏膜將外來物包裹起來，以痰或鼻涕、鼻屎的狀態排出體外。

脾經為營氣，前面已提過是主管運化，把營養充分的送到全身，也包括我們的免疫系統。所有淋巴細胞都需要充足的營養，才能有正常的功能與作用。《金匱要略》提出「四季脾旺不受邪」，意即脾經主導著身體的免疫力對抗「邪」（也就是會致病的細菌與病毒），而能抵抗外邪的能力就是各種免疫細胞所提供。

⇒ 科學脈診中脾經與免疫力的關係

我們在臨床研究中發現，脾經過高，容易會有免疫力過度所造成的過敏，或者自體免疫系統失調，這些都是不正常的免疫細胞過度反應造成的。

當脾經低弱時，容易有感染、發炎的狀態，因為免疫細胞沒有足夠的能力抵禦外侮。這時候也可以看到過敏的情況，但是這種過敏跟脾經太強造成的過敏完全不一樣。

脾經太強的過敏是無法調控的過度反應，也就是說免疫細胞在很「壯」的情況下被外來物活化，這就像一個大力士被激怒的情況，所以破壞力特別強大，甚至還會破壞與攻擊身體的正常細胞。

反之，脾虛的過敏是免疫細胞抵抗力不足，當有外來物進入身體時，不能不起身抵抗，卻又沒有能力把外來物一舉鏟除，只能靠非細胞的免疫──發炎反應來勉強維持。

就像個虛弱的小瘦子，看到壞人跑進家裡，想要起身迎擊卻力不從心，只好請家中其他成員一起來幫忙，但是只能打個平手，沒辦法真正地把「外來物趕出家裡」。

這樣的過敏常常會看到持續的傷寒脈，也就是腎經、肺經與膀胱

經飆高，脾經低弱，症狀看起來與過敏並無不同，但是根本的原因是不一樣的。

➡ 其他免疫力與脾經相關研究

上腸繫膜是全身最大的免疫系統，一直以來我們認為脾經與免疫力的關係，應該是脾經經由控制上腸繫膜的循環，進而影響了全身的免疫。但是看到2018年多倫多綜合研究所的丹尼爾・溫納（Daniel Winer）博士等人在《細胞代謝》（*Cell Metabolism*）期刊上發表了一篇〈胰島素與免疫T細胞〉的研究結果後，我們發現脾經與免疫力的關係可能不只是上腸繫膜。

在論文裡，溫納用實驗證明了我們以為只是調整血糖的胰島素，其實也參與了調控免疫反應。免疫細胞（T細胞）被活化的時候，其表面的胰島素受體會增加，所以胰島素會促進活化的T細胞接受更多的血糖，讓T細胞更加的活躍與強大。

透過這個研究，可以發現脾經與免疫力另一個可能的連結，就是經由調控胰島素去調節T細胞的免疫能力。脾經虛弱時，胰島素分泌不足，最後即使T細胞有足夠的胰島素受體，但是沒有足夠的胰島素刺激T細胞進行正常的免疫反應，當然免疫力就變差了。

➡ 科學脈診看過敏

過敏是「過度敏感」的簡稱，也就是說遇到不該反應的物質，卻動不動就過度反應，造成身體一直處在不正常的發炎反應狀態下，而發炎的部位不同，症狀就不同，有的人症狀在眼睛，有的人在鼻子，有的人是腸胃道，有的人是皮膚……。

從西醫角度來看，過敏就是免疫力過盛的狀態。身體對於不應該有反應的「物質」產生反應，治療的方法很直覺，首先是找出身體會反應的物質，盡量避免；接著用藥物把免疫反應給抑制住。但是我們還是可以看到有許多人因為過敏而苦，這又是為什麼呢？兩個原因說明如下：

1. 過敏來源太複雜或根本找不到過敏原

避免與過敏原接觸，這是最安全的方式，畢竟沒有過敏原就不會過敏。但是，實際上非常少的人是對單一物質過敏的，而且很多過敏原並不是想避免就能避免，像是家裡的塵蟎、各式花粉、草粉，還有很多人根本找不到的特定過敏原。

2. 抑制免疫用藥的副作用

抑制免疫作用的藥物是西醫治療過敏的最後一個殺手鐧，不管是什麼過敏原，用抑制發炎反應的藥物將免疫反應給抑制下來就好。但是常用的抗組織胺藥物會有嚴重的嗜睡作用（新開發的抗組織胺藥物雖然改進了嗜睡問題，但是價格昂貴），至於類固醇的副作用也是惡名昭彰，不需要再多贅述，因此有很多人非到萬不得已，還是避免用藥，否則小孩可能會影響學習，大人會影響專注力，都有一定的危險性且對生活造成不便。

— • —

在前面特輯中已經提到我們研究結果發現，過敏的脈象主要分成兩種，而這兩種體質剛好是相反的狀態，一種是脾經過高，另一種則是脾經過低，兩種不同體質的過敏原因不同，改善方式也不一樣。

我通常說脾經過高的過敏才是真的過敏（真過敏），因為這樣的脈象代表免疫力在高度活化的狀態。當會引起免疫反應的物質（過敏原）

進入身體，免疫細胞就會更激動地過度反應，這樣的過敏，西醫處理方式是完全正確的，找出確切的過敏來源，減少接觸，以及用藥物抑制過度活化的免疫力，效果應該會很顯著。但是應該沒有人想一輩子都吃藥控制吧？嘗試改善體質，讓過度活化的免疫系統平和下來，或許就可以慢慢減少藥物的分量，甚至不需要藥物的幫助。

脾經過高的過敏體質應該要加強補腎。腎經是先天之本，是唯一越高越好的經絡，而且大部分現代人都有些許腎氣不足的狀況；腎經也是第二諧波，分配到的能量比第三諧波高，補腎就是把脾經過多能量搶走的最好方式，但是補腎並沒有那麼的容易。

雖然藥典裡面歸腎經的食物與中藥材並不少，像是枸杞子、羊肉、黑芝麻、五味子、何首烏、山茱萸……等，但是在科學脈診歸經實驗裡呈現可補腎的食品並不多。所以建議大家不只要參考古籍的歸經結果，最好還是自己親嚐做個測試，看看這些食品是否真有補腎的效果，再開始長期服用。

除了用吃的方法補腎之外，運動與增加體溫的補腎效果更好也更明顯，只要體溫增加，腎經就會增加，所以少喝冰水，喝溫熱的水；多泡腳、泡澡；多做刺激下肢肌肉，增加下肢血液循環的運動，也可以幫助改善脾經過高的真過敏體質。

▋ 脾經太低的過敏：假過敏體質

這種脾經太低的過敏朋友，通常在過敏原檢測上很難找到確切的過敏原。舉凡日常生活當中環境的改變、天氣的變化、水質些許的不同……這些一般人不大會有感覺的事情，他們都有機會發生免疫反應。在前面有說過，這樣體質的朋友，他們雖然有著看似跟過敏一樣的症狀，可是引起症狀（發炎）的原因剛好相反。

脾經太低的情況下，正常健康人輕輕鬆鬆在一呼一吸之間就已經處理掉的微弱感染原，遇到免疫力太低的脾虛朋友，突然好像變成了十萬大軍一般，怎麼樣都無法打贏，只好一直打個不停。

這時候西醫可能就束手無策了。第一、根本找不到引起過敏的真正對象，所以也無從閃躲；第二、明明就已經是免疫力太差造成的過敏，又使用抑制免疫反應的藥物，乍看之下免疫反應可能緩和，實際上只是更加重問題的癥結。本來就打不贏的免疫力，經過藥物的抑制之後，就更打不贏了！

而對中醫來說，這樣的情況反而簡單，免疫力不夠，那我們就加強免疫力，直接補脾。在我們的中藥與飲食測試中發現，有非常多的東西都可以幫助補脾，像是紅棗、桑葚、銀杏、生薑、人蔘、牛肉……等食物都有補脾的效果。

問題是會脾虛到過敏的人，通常消化能力不夠，造成虛不受補的狀況，要找到可以真正對他們有效補脾的食物、中藥都不容易。但是練肌肉的運動（肌力訓練、皮拉提斯、TRX……等），可以促進血液送往脾經，所以脾虛過敏的朋友，一定要搭配足夠的運動，才可能真正達到補脾的效果。

10 脾經・血糖・糖尿病的三角關係

　　根據統計，以20至79歲的年齡段區間，2019年全球約有4.6億人罹患糖尿病，也就是說每11個成人中就有一名糖尿病患者，而以米飯為主食的我們更是糖尿病重災區，盛行率早已超過11%。以前的人說：「沒吃過豬肉，也看過豬走路。」現在應該可以改成「沒得過糖尿病，也看過別人得」。

　　糖尿病是一種代謝血糖出現問題的慢性病，可怕的不只是高血糖本身的問題，身體在長期高血糖的狀況下，會衍生出很多嚴重的併發症，如心血管疾病、中風、慢性腎臟病、糖尿病足及視網膜病變等，造成失明、截肢，甚至是死亡。

　　近年來，我們持續與台北市立聯合醫院新陳代謝科醫師合作關於糖尿病體質與併發症脈象特徵的研究，在這個章節中與大家分享相關的發現。

⟹ 容易得糖尿病的脈象

　　糖尿病大致上分成兩大類，大多數成年人的糖尿病類型屬於「第二型糖尿病」，而經過大數據比對，我們可以發現除了脾經低會明顯增加罹患第二型糖尿病的機會之外，肝經高與胃經低也都會提高糖尿病的風險。

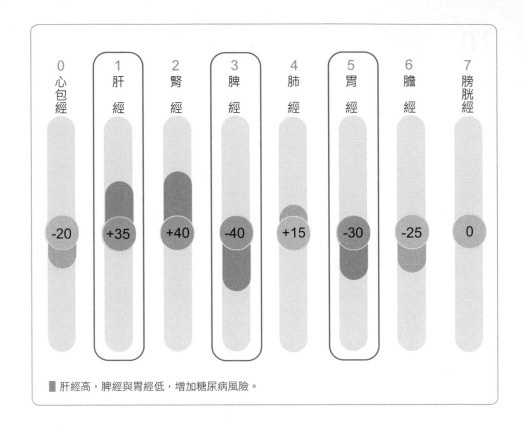

0	1	2	3	4	5	6	7
心包經	肝經	腎經	脾經	肺經	胃經	膽經	膀胱經
-20	+35	+40	-40	+15	-30	-25	0

■ 肝經高，脾經與胃經低，增加糖尿病風險。

　　在這邊要強調一下，我們研究疾病的脈象並不是為了要診斷疾病，而是經由收集與了解疾病的脈象，在疾病還沒有出現之前就做出警示，提醒大家調整生活、飲食習慣，改善體質，進而達成治未病的目標。

　　出現了糖尿病風險的脈象，到底有沒有糖尿病，還是要透過檢查空腹血糖、糖化血色素、口服葡萄糖耐受試驗才能得知。也就是說，看到疾病相關的脈象並不一定是生病了，但是生病的風險偏高，建議不要諱疾忌醫，若身體已經發生問題，早期發現早期治療，效果定可加倍；還沒有生病也不能掉以輕心，畢竟不好的脈象就是在提醒我們長久持續不健康的生活習慣，對身體已經造成不好的影響，如果不趕

快改善，生病只是遲早的問題。找出對自己合適的飲食、運動、生活習慣，積極調整體質，相信必定可以抵擋疾病於門外！

⇒ 預防糖尿病的生活建議

前面已經提到脾虛會增加糖尿病的機會，而且脾虛的情況越嚴重，風險也就越高，尤其如果家族當中已經有糖尿病病史的朋友，脈象上出現脾虛，即使不多，也要特別注意。

分析數據可以發現，脾虛是現代人常見的問題，運動不夠，精緻澱粉攝取過多，都會增加脾經能量不足，要改善脾虛也得從這兩件事情開始下手。

對於脾虛的人來說，「一個禮拜運動至少三次，每次至少30分鐘」，不可以只是口號。脾虛就是要多運動，而且要多做增加肌肉的運動，通常肌肉多的人比較少脾虛體質。

增加肌肉的方式在前面章節已經大致聊過，簡單地說，要吃足夠的蛋白質，每日蛋白質的建議量是幾公斤的人就要吃幾公克。如果有在做肌力訓練、皮拉提斯、TRX等肌肉鍛鍊的運動，蛋白質最好再多補充一點。

再來很重要的就是飲食的習慣。

通常脾虛的人吃的碳水化合物（澱粉類）比較多，所以以飯、麵為主食的華人很容易看到脾虛的問題，而且過多的碳水化合物本身就會增加糖尿病的機會，因此每天的飲食除了要確保充足的蛋白質之外，建議要減少碳水化合物的比例。

如果平日有吃很多飯、麵、饅頭、麵包、蛋糕等碳水化合物的習慣，馬上減少澱粉可能不大容易，建議每天的分量可以慢慢減少，比如從每餐減少原來十分之一的分量開始，盡量避免甜食，淺嚐即止，

因為甜食（糖）是糖尿病的好朋友，吃越多甜食，糖尿病的風險也就越大。在選擇澱粉類食材時，可以選用馬鈴薯、糯米、芋頭、義大利麵……等有補脾效果的食材，這些食材雖然也是澱粉類，可是經過測試後，不但沒有降低脾經的狀況，還有補脾的效果。

蔬菜水果裡面含有的纖維素可以幫助抑制血糖上升，所以日常生活當中要多吃，最低建議量是三份蔬菜與兩份水果。經過我們的測試，菠菜、白蘿蔔、絲瓜、毛豆、竹筍等蔬菜，以及桑葚、莓果、蘋果、香蕉等水果，也都有補脾的效果，在選擇每天要吃的蔬果時可以多多選擇。

進一步分析在醫院所收集糖尿病患的數據，有發現一個很好的狀況，就是即使已經是糖尿病患，脾經較高的病患血糖控制能力也會比較好，所以糖尿病患者也可以按照上面介紹的方式補脾，當血糖控制得好，併發症發生的機會就會減少。

➡ 肝火與糖尿病併發症

經過將近三年的追蹤研究，已經能看到糖尿病不同併發症發生時脈象的變化，所有併發症都有一個很顯著的共通點，就是肝經的增加。心臟病、腎臟病、視網膜病變……等，所有的糖尿病併發症發生時，都會看到肝經比初始得到糖尿病的時候更高，所以如果要防止糖尿病併發症的出現，肝經的控制就變得很重要了。

但是這裡所謂的控制肝經，並不是直接「降肝火」。糖尿病患血糖控制得越不好，造成身體代謝的負擔越多，像是生成糖尿病的酮酸血症，而這些酮酸是需要經由肝臟代謝排除體外，所以才會增加肝經的循環，若是沒有把血糖控制好，沒有把脾經的循環拉起來，只是使用中藥、針灸等方式減少肝經的循環，等於是把身體正常該有的代償

反應也壓制住，反而會造成身體更大的負擔。因此已經有糖尿病的朋友應該避免熬夜、少吃油炸食品、蛋白質攝取不過量、不喝太多咖啡……，以免增加肝臟負擔，同時積極地補脾以幫助調控血糖，自然而然肝經就會被控制得很好。

⟹ 素食與脈象

這幾年吃素的朋友越來越多，理由雖然不同，但是應該沒有人希望越吃越不健康吧？

有研究顯示，茹素的朋友纖維攝取比較豐富，得到糖尿病的機會比較低，可是我們在日常生活中發現很多吃素的朋友都有脾虛的情形。細問他們的飲食狀態後得知，很多素食者在飲食的攝取上有蛋白質不足的現象，同時飯和麵的食用量較高，出現碳水化合物攝取過量的狀況。

在研究中我們發現，很多蛋白質食品（如牛肉、羊肉、無糖豆漿、豆腐等）都有補脾的效果，而蛋白質也是維持免疫系統非常重要的營養素，所有的抗體都是由蛋白質所組成，如果蛋白質不足，免疫力就會下降，脾經的血液循環也容易衰弱。

蛋白質不足又攝取過量的碳水化合物，其實很容易出現血糖控制不良的情況。高量碳水化合物的飲食，會讓血糖波動較大，使得血糖上升速度增加，這種時候胰臟需要分泌更多胰島素來降低血糖，長期下來胰臟的負擔過大，會增加糖尿病的風險。

所以有吃素習慣的朋友，要常常確定自己脾經的狀況，若長期呈現負值，一定要嘗試記錄自己的飲食習慣，看看是否有蛋白質攝取不足與過量食用碳水化合物的狀況。如果是，請多吃一些蛋白質，少吃一些碳水化合物，這樣才能吃素越吃越健康。

⇒給吃素者的營養建議

在營養學的角度上，只有營養均衡才能叫做健康。每天身體的運作需要很多不同的營養素來維持，這些營養素稱為必需營養素，每日該攝取多少都有明確的建議標準，而吃素的朋友因為少了肉類的攝取，有時會出現蛋白質不足的問題，甚至造成肌肉流失。這裡提供一些茹素的營養學建議：

1.補充維生素B$_{12}$

維生素B$_{12}$主要的功能有造血、神經傳導、注意力集中與促進食慾等，多存在於動物類食品中，雖然植物食品如海藻類、味噌、納豆、豆瓣中也含有類維生素B$_{12}$的成分，但是否能讓身體運用還在研究當中，所以吃純素的朋友若發現自己有精神狀態不好、貧血或食慾不振等情況，不用懷疑，應該就是缺乏維生素B$_{12}$，建議最好要每日額外補充維生素B$_{12}$。

2.補充鐵

鐵有很多生理的功能，其中最重要的就是身為紅血球的「心臟」，也是紅血球可以攜帶氧氣運送到全身的主角，如果不足就會造成貧血和缺氧。

而由於植物性的鐵質比動物性鐵質吸收率與使用率都少，所以鐵也是吃素者比較容易缺乏的營養素。

普遍來說，女性因為生理期，較容易處於缺鐵的狀況，如果加上吃素，那就更容易缺鐵，要多吃乾豆類（黃豆）及菠菜、紅鳳菜、莧菜等含鐵量較高的食材。如果懷疑自己有貧血的症狀，最好去醫院檢查，在營養師的輔助下額外補充鐵劑。

3.蛋白質的選擇方式

　　除了充足的蛋白質外，蛋白質種類的選擇也非常重要。身體每天需要的是蛋白質中各種胺基酸，相對而言，動物性蛋白質中的胺基酸與我們身體所需較為類似，不容易會有缺乏特定胺基酸的狀況，但是植物性蛋白質中的胺基酸常會缺少一些必需胺基酸，所以在食材的選取上需要特別注意。

　　大豆是植物性蛋白質中必需胺基酸含量最齊全的食材，因此豆漿、豆腐、豆乾等豆類製品都是很好的素食蛋白質來源。如果情況允許，還是建議素食者進行奶蛋素，尤其是蛋的營養素豐富，可以避免一些營養素缺乏的問題，一顆全蛋就能提供超過一天所需50%的維生素B_{12}，是維生素B_{12}很好的食物來源。

　　同時，盡量不要選擇「假肉類」食品，雖然這些假肉類食品很多都是用大豆當基底製成，但是為了製造出肉類風味，通常會添加很多人工調味，相對起來屬於比較不健康的蛋白質來源。

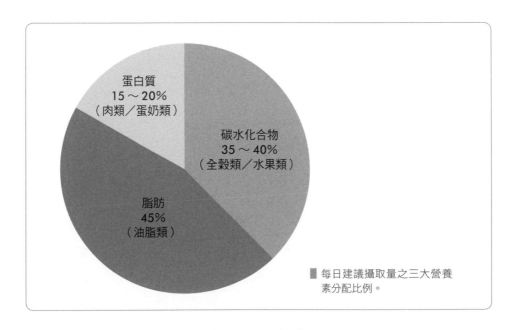

■ 每日建議攝取量之三大營養素分配比例。

11 濕的堆積
造成老化與肥胖

　　對中醫來說，「濕氣」與許多的症狀、疾病相關，像是疲勞、口臭、體臭、脂肪肝、關節炎、高血壓、糖尿病、肥胖、濕疹、蕁麻疹、痘痘、頭皮油膩、掉髮……等，如果請全世界有上述症狀的人都同時跳一下，不知道地球的軌跡有沒有機會被改變？

　　有中醫說「10個人當中有9個人都有濕氣的問題」，濕氣到底是什麼？在這裡我想要嘗試用西方生理學來解釋中醫所謂的外濕與內濕，以及身體濕氣為什麼會太多、濕氣太多應該要怎麼辦等問題。

⟶ 外濕，空氣中的濕氣

　　「陰雨綿綿濕氣好重」，這裡說的濕氣是指氣體中「水」的含量，空氣中水蒸氣越多，濕度越高，健康的濕度大約是40～60%，在這樣的濕度下，氧氣比較容易通過肺泡進入血液，太高或太低都會造成身體不適。

　　濕度高會加速病菌的繁殖，也讓身體散熱不易，還有濕度本身就是一種過敏原，會促發皮膚或呼吸系統過敏症狀。反之，濕度太低對皮膚與黏膜有刺激作用，對外抵抗病菌入侵的能力減弱。所以在濕度太高或太低的時候，都會造成身體感到不適，容易被外邪入侵，也就是所謂的容易受感染。

➠ 濕度與流汗

濕度高的時候，我們常會覺得汗流浹背，好像濕度高就很容易流汗？其實流汗多寡跟外界濕度並沒有直接的關係。流汗的主要條件為體溫升高，當汗水蒸發的時候，會帶走身上的熱能，而身體透過流汗釋放熱能，幫助體溫下降。

但是大家應該都有經驗，總覺得濕度高的時候更會流汗，但其實並不是我們變得更會流汗，而是在濕度較高的環境下，汗水不容易被蒸發，之前流的汗還沒蒸發，新流的汗又已經出來，結果通通都留在身上，讓人產生「流汗流很多」的錯覺。無法蒸發的汗水，讓身體無法順利降溫，皮膚上容易增加細菌或黴菌，所以會產生外濕的症狀，也就是體臭、濕疹等問題。

濕邪是什麼？

中醫常常會說當濕度過高時，會造成濕邪，尤其是夏季氣溫高，熱蒸水騰，濕氣更重，為一年中濕氣最盛的季節，也最容易發生濕邪。而濕邪侵人所致的病證，稱為外濕病證。用現代科學來解釋濕邪，應該是當濕度高加上溫度高的時候，細菌、黴菌等病菌也容易大量繁殖，這些致病的微生物就是所謂的濕邪，當我們的免疫力不好（脾虛）時，濕邪就容易入侵，造成感染，形成一種外界環境造成的感染狀態。

➠ 身體的濕氣與水分不同，卻與二氧化碳有關

雖然中醫說濕氣就是水分，但是從西方生理學角度來說，健康身體的水分大約是70%，肥胖時由於脂肪含量增加，水分的含量反而是減少的，這樣就與「濕氣重會有肥胖問題」的說法產生了衝突。再加

上西醫說水分含量越高越健康，中醫說身體濕氣越高反而不健康，由此可知身上的濕氣應該不是水分，體內的濕氣與體外的濕氣根本不是同一個東西。

■身體的濕氣指的是體內的二氧化碳含量

在王唯工教授所寫的《以肺為宗》這本書中，就有提出身上的濕氣並不是水，而是二氧化碳；長時間的水腫，腫的並不是水，而是脂肪。這些堆積在身上的脂肪，並不是單純的肥胖，而是為減少過量的酸性二氧化碳對身體代謝造成不良的影響，身體只好利用脂肪將二氧化碳包裹住。

■身體過度累積的二氧化碳從哪裡來？

身上會有過多的二氧化碳，不是生產太多，就是因為排泄不足造成的。濕氣重的人通常都會有這兩個問題，也就是說身體生產了太多二氧化碳，然後排除二氧化碳的能力又不足，長時間下來體內的二氧化碳就會越累積越多。

■碳水化合物會增加體內的二氧化碳

我們體內的二氧化碳大多是細胞在生成熱量時所產生，而身體代謝出來的二氧化碳數量與我們吃入的飲食有關，比起脂肪，麵、飯、饅頭、麵包、含糖食品與飲料等碳水化合物，可以說是二氧化碳的大本營。

細胞在代謝碳水化合物的過程中會生成較多的二氧化碳（更多詳細內容可以參考王唯工教授的著作《以肺為宗》），也就是說吃太多碳水化合物，體內二氧化碳會增加，長期累積在身體裡面就會形成所謂的濕氣。

■濕氣與脾經的關係

飲食中碳水化合物太多，容易造成脾虛的體質，增加第二型糖尿病的機會。前面已經說過飲食中過量的碳水化合物，會造成身體中過多二氧化碳，也就是濕氣的累積，而我們體內的二氧化碳（濕氣重）與脾虛有關，但濕氣重是如何引起脾虛的發生，還需要更多的研究來驗證。

■體內二氧化碳的代謝排除

身體主要透過呼吸將體內的二氧化碳排出去，其他可以排除二氧化碳的方式還包括尿液以及流汗，所以當肺經的血液循環較差時，二氧化碳透過呼吸排除的量會減少；腎經的血液循環不足時，通過尿液排除的二氧化碳會減少，這時身體就會加速流汗來增加二氧化碳的排除，因此可以看到陰虛（腎肺虛）的人特別容易流汗。但是流汗能排除的二氧化碳很有限，最後累積在身體內部的二氧化碳就會增加。

⇒ 濕氣與肥胖的關係

中醫很早就觀察到濕氣與肥胖的關係，但是卻無法說出一個很完整的解釋，因為當初沒有想到，以為是水的濕氣，其實是二氧化碳。

身體內部的二氧化碳是帶有酸性的物質，與水化合後會生成碳酸（H_2CO_3），一旦體內二氧化碳過度累積，身體就會慢慢變酸，可是身體所有代謝都是在特定的酸鹼狀態下才能正常發生反應，為了不要讓過量的二氧化碳影響正常代謝，身體就會用脂肪包裹二氧化碳。

而身體血液循環不良的部位，因為去除二氧化碳的能力尤其差，需要更多的脂肪去包裹二氧化碳，所以水腫（其實應該說是脂肪腫）的部位就是血液循環較差，二氧化碳不易排除的地方。哪條經絡的血

液循環不好，那裡的脂肪堆積就會比較多。如果是肝經的血液循環比較差，就有機會在肝臟形成脂肪肝。

哈佛大學公共衛生學院的肥胖症專家和營養學教授大衛・路德維希（David Ludwig）博士提出，造成肥胖主要原因並非攝入過多的熱量本身，而是食用了過量的高升糖指數食物。會造成高升糖指數的食物，就是高碳水化合物的食物，如糖、精製穀物和其他經加工的碳水化合物，也是會造成體內濕氣增加的食物，而濕氣的增加會造成更多的脂肪堆積，久而久之就會形成肥胖問題。

⇒ 如何去除濕氣

仔細分析中醫「祛濕、去水腫」的中藥或食品，就會發現大多都是腎脾同補，像是茯苓、澤瀉等，不只補脾，同時也有補腎的效果，經由增加血液運送到腎臟。

其實除了補腎補脾之外，更重要的是改善平日飲食的習慣，減少碳水化合物的攝取，降低體內二氧化碳的生成，同時增加肺經幫助排除身上的二氧化碳，這才是真的祛濕。

肺臟是最快也最直接把二氧化碳排出體外的臟器。當我們處於肺虛狀態時，氣體交換的能力減弱，就會有更多二氧化碳在身體內累積。所以要去除體內濕氣，一定要注意肺經的血液循環是否不足，如果平日就有肺虛的情況，請參考下一章的內容，找出肺經循環不足的原因進行調整。

12 以脈診找出高血壓的原因

　　《黃帝內經・素問・靈蘭秘典論》中提到：「肺者，相傅之官，治節出焉。」也就是說，肺是心臟的「相傅」，有輔助君主（心臟）協助心臟調節氣血循環。肺經氣血暢通，百脈才可充盈，肺和心的機能必須相互協調，才能保持正常的生理活動。

　　西方生理學多年後才理解心臟的左右心室分邊管理著體循環與肺循環，而肺循環把全身所需的氧氣帶回心臟，再經由心臟的左心室送往全身。然而中醫在西漢年間就已經看出心肺相互的關係，讓人驚訝兩千年前的中醫到底是如何做到的？相信在中醫的寶庫裡面還有很多西方醫學尚未看到，但是我們的老祖先早已得知的內容，值得我們去挖掘與證明，把先人的傳承發揚光大，造福人群。

── ・ ──

　　肺經有多重要，西方醫學與中醫都已經開門見山地表示，全身的氧氣都是由肺（呼吸系統）帶入身體，肺的血液循環掌管了全身氧氣的供給，如果循環變少了，全身都會受到影響。同時肺的血液循環又直接影響了心臟的收縮，所以肺不好，不只是全身缺氧，連心臟的功能都會受到影響。

　　在我們的研究中，看到了非常多與肺經相關的疾病，乍看之下可能還不能理解為什麼跟肺經相關，可是仔細推敲就能了解這些疾病其實都是缺氧或二氧化碳堆積所造成，就讓我們一一了解。

⟼ 肺經與高血壓

西醫認為95%以上的高血壓，是原因不明的原發性高血壓，與遺傳、環境、飲食有關；大約5%的高血壓則是因為其他疾病（內分泌、腎病或血管疾病）所造成的續發性高血壓。

統計學上可以看到高血壓是心血管疾病最主要的風險因子，因為害怕高血壓造成中風、心臟病等致死率高的問題，所以一旦出現高血壓，在無法用低鹽飲食、減肥等方式改善的情況下，醫師就會使用降血壓藥物。但就是有人的血壓怎麼樣都降不下來，也有人長期服用降血壓藥物之後，出現其他的身體狀況。

如果用科學脈診來看高血壓，會發現看似沒有原因的高血壓，其實都有原因，而且若沒有針對真正的原因去改善，最後可能血壓降不下來，或者是血壓降下來了，卻發生其他的問題，輕則像是耳鳴、重聽，嚴重者可能還會增加老年痴呆或癌症等疾病的風險。也就是說，如果身體造成增加血壓的問題沒有從根本被解決，吃降血壓藥也只是治標不治本。

⟼ 為什麼「我」有高血壓？

想要從根本改善高血壓，一定要先了解自己身體發生高血壓的原因是什麼，然後從根本的原因來改善。

我們的身體有自我調節智能系統，調節的準則就是「能量用越少越好」，這是演化而來的能力，讓能量用到最少，儲存最多的能量在需要時使用，才能在殘酷的適者生存環境中存活。

也就是說正常（健康）的身體是不會沒有原因就增高血壓浪費身體資源，大部分高血壓是一種為了彌補其他生理問題的代償現象。我

們發現最常見的高血壓原因有兩個，其一是頸部歪斜，另一種是肺經能量不足。

➡ 頸椎歪斜型高血壓

脖子歪是現代人很常見卻不自覺的狀況，長時間下來，就會引起高血壓的發生，不過像這樣引發的高血壓，相較於其他高血壓是容易根治的！

頸部歪斜到影響脖子的循環時，在科學脈診的脈象上可以明顯看到膽經、膀胱經或胃經，在左右手的數值差異很大。通常脖子會歪向數值比較低的那邊。

由於脖子歪的那一邊，往上的血管就像水管被折彎了一般，受到壓迫，造成血液的運送出現阻礙，而身體為了確保有足夠的血液送上大腦，只好增加血壓。這時候其實只要矯正姿勢，強化頸部平衡的肌肉，把頸部歪斜的問題解決，血壓自然而然就會恢復正常。

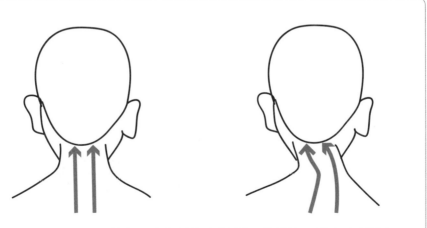

■ 正常的頸椎血液直上，但若脖子歪，血管就如右圖折彎，受到壓迫，脈象上則呈現膽經、膀胱經或胃經低下的狀態。

⟶ 肺經虛弱型高血壓

另一種常見的高血壓與肺經虛弱有關。

肺虛時進入肺的血液循環不足,無法把足夠的氧氣帶入身體,也無法將身上代謝的廢棄物——二氧化碳排除,當全身細胞組織處在缺氧的狀況時,會向身體送出求救訊號,這時身體的代償方式就是提高血壓,期待帶入更多的血液進入細胞,以彌補正常血壓下不足的氧氣供給。

問題不只是氧氣不夠,還有無法排出身體過度累積的二氧化碳。長期缺氧的細胞會進行部分的無氧呼吸,而無氧呼吸會產生更多身體無法利用的廢棄物,像是乳酸,為了代謝這些廢棄物,肝臟的負擔會增加,在脈象上會看到肝經明顯增加,也就是俗稱的肝火。

有的中醫說肝火旺是高血壓最重要的起因,其實這是不對的。肝火與高血壓同時出現這件事情沒錯,但是並不是肝火造成了高血壓。肝火是我們身體的保護機制,也可以說是代償作用,所以降肝火不但沒有幫助,反而把保護機制給去掉了。

正確的做法應該是補肺。當肺部的血液循環正常,有能力攜帶足夠的氧氣進入身體,把體內堆積的二氧化碳排出體外時,血壓就會下降,肝火自然也就會消失了。

13 哪些人從事極限運動容易心因性猝死

2019年合歡山馬拉松半馬組參賽者在抵達終點前不支倒地，急救無效；藝人高以翔以健康帥氣形象聞名，卻在拍攝極限運動節目錄影時突然心臟驟停，緊急送醫後還是不治身亡……

➡ 運動也有危險性

看似健康總是與運動分不開的人，突然心臟病發，任誰都很難理解，也讓人不禁懷疑健康的標準與運動的意義，但其實這樣的意外有機會可以透過量測脈象，了解身體狀態來避免的。

這幾年，像是馬拉松等極限運動，不只在臺灣，在全世界都掀起了流行，有跑過馬拉松的朋友都知道，雖然辛苦，但是跑完後的開心感、成就感是無法言喻的！說誇張一點，極限運動也可以算是毒品的一種，當運動超過身體的負荷，身體會開始製造出大量的腦內啡，減緩過度運動時所產生的痛苦。

腦內啡是無敵萬靈丹，又稱為自體鴉片，這種鴉片可以抑制高達四十種的壓力荷爾蒙，不只是極限運動造成身體的壓力，連日常生活壓力都會在腦內啡的作用下被擊潰，接踵而來就是類似毒品般，讓人開心的飄飄然感受。

以馬拉松跑者而言，經過兩個小時的長跑後，大腦前額葉及腦下

垂體會釋放出大量的腦內啡，腦內啡分泌越多，跑起來越「嗨」。

➡ 天然的毒品，也有可能傷身體

運動時產生的腦內啡可以給我們帶來神清氣爽的感覺，但是當我們追求更大強度腦內啡的同時，其實對身體是一種「虐待」，當身體負荷越大，腦內啡釋放的量也就會增加。順道一提，身體長期處於飢餓狀態，也會產生出腦內啡，以抵抗身體承受不了壓力。

腦內啡大量分泌時，身體處在「能量不足卻非用不可的情況」，也就是說身體正在承受極大的痛苦，為減少痛苦所釋放出來平衡壓力的方法。我們很驚訝，這時候量脈居然會看到與「冠狀動脈堵塞」一樣的「心梗脈」，脈象是只有肝經變高，其他的經絡都不足。

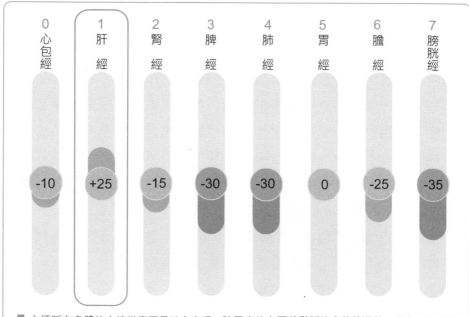

■ 心梗脈在身體的血液供應不足時會出現，除了真的有冠狀動脈堵塞的情況外，還有可能是運動過度超過身體負荷。通常最後變低的經絡會是胃經，所以在胃經還沒有變低前就要開始注意了。

極限運動時與冠狀動脈堵塞的情況完全不同，可是仔細分析就會知道，身體的感受是相同的，也就是全身性的氧氣（與養分）不足。冠狀動脈堵塞引發全身性缺乏能量的原因，是冠狀動脈無法提供心肌足夠的血液，以維持正常穩定的收縮，進而造成心臟收縮不足，全身的血液循環降低。

而進行極限運動時，因為全身需要的能量遠遠超過身體所能供給的，雖然引起不足的原因不同，但是在身體看來，極限運動跟冠狀動脈堵塞都讓全身處於缺乏能量的狀態，所以經絡能量分配方式（就是脈象分析的結果）看起來都是一樣的。

健康的人偶爾做一次極限運動，身體是可以負荷與恢復的，但是如果本身已經有肺虛的情況，在正常情況下肺臟攝入氧氣與排除二氧化碳的能力已經不足，如果又參加極限運動，會更容易發生氧氣不足的狀態，增加心因性猝死的機會。

➡ 看起來越健康的人越容易發生心因性猝死？

在前面章節已經說過，大肌肉的人常會量測出脾經過高的脈象，而且通常都會伴隨著肺經虛弱，運動（尤其是會長肌肉的訓練）會把內部的能量（腎經、肺經、膀胱經）拿到外部（脾經、膽經、三焦經）使用，所以脈象會呈現「外強（脾經、膽經高）中乾（肺經、膀胱經低）」的情形。

在現代人眼中健康的代名詞是有肌肉，其實並不正確，這些肌肉的後面常常躲著能量不平衡的肺虛。這裡再次提醒有在運動的朋友，千萬不要以為自己有運動就一定很健康，我們還看過太極拳老師打完拳，肺虛情況更加嚴重。重點不是有沒有運動，而是做的運動是否真的對我們的健康有所幫助！

如果脈象有「肺虛」的情況，建議不要搏命挑戰極限運動，真的很想參加也要調整體質，增加肺經血液循環的鍛鍊，讓身體有能力承受時再參加，否則肺虛者在過度的心肺壓力下，與「死」的距離，真的不遠。

⇒ 中庸之道──跑屬於你自己的馬拉松

全程馬拉松長度是 42.195 公里，因為在古希臘公元前 490 年的馬拉松戰役中有位雅典士兵菲迪皮德斯，由希臘馬拉松戰場跑到雅典傳達訊息，在長跑後過世。由於希臘馬拉松戰場跑到雅典的距離就是 42.195 公里，從 1921 年開始，馬拉松賽跑的長度就是 42.195 公里，而半馬是 21 公里，這兩個標準像刺青一樣烙印在跑者心裡，但是這數字其實對我們一點意義都沒有。

盲目追求模仿流行的趨勢並不值得仿效，選擇適合自己的長度，在出現「冠狀動脈堵塞」脈象之前就停止，才是真正帥氣又愛惜自己的風格與態度！

肌肉與健康

近幾年健身成了運動的主流，運動不僅是為了健康，還要追求身材與肌肉的美感，馬甲線與人魚線變成了新的美女與帥哥標準，甚至追求超低的體脂肪，但是，肌肉多（體脂肪少）根本不等於健康！

老人家健康的公敵「肌少症」，顧名思義就是肌肉太少了。主要是上了年紀或是久病臥床，肌肉沒有受到足夠的運用，肌肉便慢慢退化減少。統計上，如果沒有固定從事肌力的訓練運動，從30歲開始，每十年就會喪失3至8%的肌肉，所以年輕時「肌肉存款」若不高，又缺乏固定運動的習慣，肌肉就會在不知不覺中流失，不只是沒有力氣爬山、走路、扭毛巾，甚至起床、站立都有可能變成不可能的任務。所以，擁有足夠且強健的肌肉，絕對是維持健康與生活品質很重要的一環！

很多人誤會吃肉就會長肉，其實肌肉的生成，吃肉只是第一步。肌肉的主要成分是蛋白質，而蛋白質最好的來源就是肉類和豆類製品，所以要在吃夠蛋白質的情況下，才有足夠的原料可以建構肌肉。

我們在做健康諮詢時，常發現年紀大或吃素的人，容易有蛋白質攝取不足的情況，同時在脈象上會出現「脾虛（脾經低）」的狀況，這時候不只是肌肉會慢慢萎縮而已，還會有免疫力下降的情況，所以蛋白質一定要吃夠。

成年人蛋白質每日建議攝取量為每公斤體重1克，也就是說60公斤的人一天要吃60克蛋白質才足夠。年紀越大，消化能力變差，反而比年輕人需要更多的蛋白質，最好可以吃到每公斤體重1.1克！吃素的朋友，更要注意吃足量的堅果類與大豆產品，例如豆腐、豆乾、豆漿等，大豆含有的胺基酸品質很高，可以補充不吃肉類缺乏的胺基酸。

同時，長肌肉還需要有正確的運動來鍛鍊配合才足夠。身體是一個效率很高的「工廠」，工廠會盡力把耗能做到最少，如果身體覺得什麼東西不需要了，會馬上停止生產，把能量保留下來。我們每天耗能最大的部分，其實就是肌肉，而一旦身體覺得「我們不需要那麼多的肌肉來浪費能源」，那身體就會很快把「製造肌肉與維持肌肉」的工廠關掉。

要讓身體感受到「我們需要肌肉」的唯一方式就是「運動」！所以健身教練總是說要做到「超過自己的極限」，再繼續做，肌肉就會長出來。因為只有做比自己原來能做的還更多時，身體才會覺得「肌肉不夠」，然後開啟製造肌肉的工廠。在這個情況下，如果又有足夠的原料（蛋白質）支援，身體的肌肉就會越長越多。

而沒有運動的人，能坐著絕對不站，能躺著絕對不坐，身體自然而然會認為「我們不需要浪費能源在肌肉了」，當然肌少症就會出現。所以即使年紀變大，活動力變差，也必須持續地做一些負重運動，告知身體我們需要肌肉，最基本的站立、走路，進而提重物、爬樓梯等，都是一再提醒身體我們需要肌肉的方法，千萬不能中斷。

但是，肌肉太大其實很不健康，前面說明陰陽調和時，曾提到過量的陽（陽盛）會造成陰的不足（陰虛），過多的肌肉就會造成陽盛陰虛。可以發現有固定在做肌肉訓練（重訓、皮拉提斯、TRX等）的朋友，通常脾經的陽都不會不足，而在過度訓練（尤其是刻意練肌肉）的人身上則會有嚴重的脾實（脾經很高），同時有肺虛甚至是腎虛的情況，這就是陽（脾、膽、三焦）盛，陰（腎、肺、膀胱）虛的狀況，而且肌肉越大，陰陽就越不平衡。

持續肌力運動維持陽的能量在任何年紀都是必要的，但是千萬不要過度追求肌肉，造成陰的不足，運動的多寡與形式都需要平衡，才會越動越健康。

14 從脈象推估是否發生高山症

　　臺灣光是3,000公尺以上的高山就有269座，而只要海拔超過2,440公尺，人體就有可能會出現高山症的症狀。想像一下，一行人到了高山，正要享受高山美景時，自己突然頭暈腦脹，稍微動就喘到不行，甚至乾嘔，可是就是有人完全沒事，跟在平地一樣，是不是覺得自己的身體真掃興？當然，有高山症不是我們的錯，但卻是「我們身體的錯」，其實只要了解自己的脈象，大概就能推估會不會發生高山症，在爬高山前做好準備，就能克服掃興的高山症。趕快來了解一下！

⟱ 高山症發生的原因

　　高山症發生是因為高山上大氣壓力不足所造成。地球的地心引力越靠近地心越大，而引力越大，大氣壓力（由於氣層的重量壓在地球表面上引起的壓力）也越大；當海拔變高，地心引力變小，空氣變得較為稀薄，大氣壓力隨之減少。

　　在海平面高度時，氧氣濃度為21%，大氣壓平均為760mmHg，海拔每增高100公尺，大氣壓力約減少8mmHg的壓力，雖然氧氣濃度並沒有變化，但因為大氣壓力的改變，同樣單位大的空氣中氧分子數量會減少，而在3,000公尺的高山上大氣壓力只剩下520mmHg時，同一大小空間當中氧氣含量會減少20～30%。也就是說，在高山環境氧氣

供給不足的情況下，如果身體沒有可以補償氧氣不足的行動，身體就會因缺氧而發生高山症。

常見的高山症症狀有頭痛、倦怠、全身無力、心跳加速，還有嘔吐，都是因為身體缺氧造成的。在登山或運動時，由於需要更多的氧氣，症狀會更加明顯；夜晚時症狀也會加重，因為山上有很多植物，這些植物在白天進行光合作用，吸收二氧化碳排出氧氣，但是到了夜晚，植物也開始進行跟我們一樣的呼吸作用，所以會吸收氧氣，排出二氧化碳，進而造成空氣中氧氣濃度減少。因此當夜晚來襲，高山症會越來越嚴重，而且還會因缺氧而造成失眠。

▥➡ 什麼樣的人會有高山症？

登山的速度、到達的高度、個人的體能訓練程度，還有每個人不同的體質特異性，都會影響高山症的發生和嚴重的程度，所以是什麼樣的體質會發生高山症，怎麼樣的人會比較嚴重呢？

答案是肺虛的人。我們曾經在西藏青康藏高原上做過簡單的高山症研究，當時發現沒有高山症的人肺經都會比平常在平地時高，如果在平地是肺虛，到了山上還是肺虛，那高山症就會出現了。

空氣中的氧氣就像是要進入身體的乘客，而在肺中的血液（紅血球）就像是一台台車子，要把氧氣載入身體，維持身體正常的運作，肺虛的人就是開往肺部的車子（血液）不足，所以可以把氧氣帶回身體的能力不佳。

在平地時，乘客（氧氣）充足，肺虛的人車班少一點可能影響不大；但是在高山上，可以搭車的乘客（氧氣）變少了，健康的身體會把更多的車子（血液）送到肺去多載一些乘客（氧氣）回來，確保全身細胞都有足夠的氧氣正常代謝。但是肺虛的人血液送往肺的能力不

夠，所以即使氧氣變少了，也沒有能力派更多的車子去接客，結果就造成了全身缺氧的狀況。

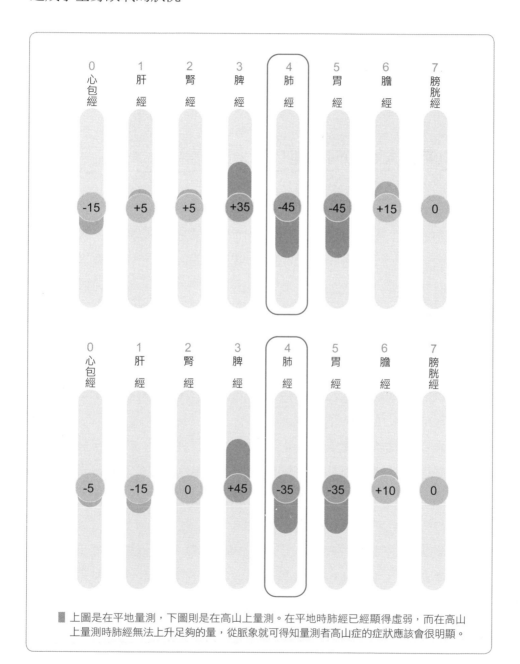

■ 上圖是在平地量測，下圖則是在高山上量測。在平地時肺經已經顯得虛弱，而在高山上量測時肺經無法上升足夠的量，從脈象就可得知量測者高山症的症狀應該會很明顯。

也就是說，只要身體有能力彌補空氣中氧氣不足的狀況，高山症就不會發作；但是如果肺經起不來，無法把足夠的氧氣帶入身體，就會因全身性缺氧而引起高山症的症狀。而肺虛的人，肺經的血液循環比健康人低，在高山氧氣不足的情況下，肺經要提高起來的能力比較弱，可以克服高山氧氣不足的能力較差，因此會出現高山症的機會比沒有肺虛的人來得高。

➡ 高山症的人要如何處理？

一旦出現高山症，不論海拔多高，都建議要馬上處理，如果只是很輕微的症狀，可以立刻吃些能加強肺經循環的補肺食品，像是西洋蔘、紅景天等，或是可以增加心跳速度的食品與藥品，短暫提高心肺功能。但是心跳增加的同時，氧氣的消耗也會增加，所以只能急救而不能治本。

就如之前所說的，夜晚時高山症會變嚴重，所以不要太過期待睡一覺就會變好的說法。睡一覺會變好的人，是可以適應氧氣不足的環境，肺經慢慢起來的人，如果肺經沒有起來，症狀只會越來越嚴重，不用再等待，還是趕快下山為妙。

如果是在爬山或做其他運動（例如高山馬拉松）的時候發生高山症，建議要馬上停下來休息，因為運動時身體需要更多氧氣讓肌肉收縮，在氧氣已經不夠的情況下，又增加氧氣的消耗量，當然身體缺氧的情況會更嚴重，所以最好馬上停下來休息。

吸氧會是最直接改善高山症的方式，氧氣不足就給氧。但是要記得，即使吸氧之後症狀有所改善，也並不代表高山症已經被治好，只是短暫地獲得改善，千萬不要誤會吸氧後症狀緩解了，就代表高山症消失了。

爬高山時，建議要盡量緩慢爬升，讓身體有足夠的時間適應（把肺經拉起來），這時候可以觀察肺經是否有慢慢增加，如果發現肺經沒有起來，建議還是不要再往更高的地方前進。

　　平日就肺虛的朋友，不論是否有爬高山的計畫，都應積極調整肺虛的問題。

　　在這裡想提醒大家，高山症雖然不是病，但是有高山症就代表我們身體已經出現循環動力不足的情況，這絕對不是一個健康人應該出現的狀況，所以如果曾經發生過高山症的症狀，建議一定要找出真正的原因，對症下藥！

15　PM2.5 對脈象的影響

　　這幾年空氣汙染越來越嚴重，隨隨便便空氣指標就「紫爆」，同時我們也發現身邊肺虛的人越來越多，面對無法控制的空氣汙染，我們能做些什麼來保護自己與家人呢？

⇒ 什麼是 PM 2.5？

　　PM 的原名是 particulate matter，中文翻譯為懸浮顆粒或懸浮微粒，後面 2.5 指的是微粒的大小，單位是微米（μm）。PM2.5 指的是大小小於或等於 2.5 微米的懸浮顆粒，而 PM10 就是顆粒大小小於或等於 10 微米（μm）的懸浮微粒，後面數字越小，代表顆粒越小，顆粒越小則穿透力越大，對身體的影響也越大。

　　正常的呼吸系統從鼻孔開始有鼻毛，可以阻擾比較大的物質進入，接著鼻腔內黏膜能產生黏液，吸附住一些進入的物質，也就是所謂的鼻屎或鼻涕，在空氣比較差的環境下，分泌物會增加，鼻屎也會比較多。呼吸道內部表面有纖毛，會把被黏液沾黏住的懸浮微粒推往咽喉，形成「痰」。

　　PM10 可以穿透這些屏障到達支氣管和肺泡，而更小的 PM2.5 穿透力更強，同時有機會攜帶重金屬跟有毒物質，對身體的健康影響更大，甚至有研究顯示 PM2.5 可直接穿透細胞，干擾正常的細胞運作。

有越來越多的研究證實PM2.5會引起各種疾病，從呼吸系統和心血管系統開始，一直到各種癌症、老年痴呆症等，我們不但要積極督促政府改善空氣品質，還要注意以下事項。（更多關於補肺的方法，請見第18章）

➡ 少抽菸與不要接觸二手菸

雖然我們沒做過直接的實驗證明PM2.5對脈象的影響，但可經由抽菸對脈象的影響觀察出端倪，吸菸室裡的PM2.5可高達800微克，而環保署公布空汙的紫爆標準只有71微克，所以癮君子們千萬不要小看抽菸的危險性，以及二手菸的危害。

抽菸的當下因為熱氣的影響，肺經有可能會短暫的升高，但是非抽菸的時間，菸抽得越多的人，肺經就越低，所以我們大膽地推測空氣汙染也會減少肺經的血液循環，而這幾年持續幫大家量測脈象的過程也發現，肺虛的比例真的越來越高，相信這應該是跟空氣汙染有關，但是如果要更確切的證據，還有待更多研究才能證實。

➡ PM2.5與許多疾病相關

PM2.5會減少呼吸系統的血液循環，進而減少我們自身的「空汙保護系統」。正常的身體在有「異物」進入呼吸道的同時，除了上述各種防禦系統會啟動之外，還有免疫系統也會同時啟動。

免疫系統會辨識異物，進而將異物移除，但是當肺經低，呼吸系統血液循環不良，免疫細胞將無法正常地進入呼吸道內部，這樣下去不只是PM2.5，連病毒或細菌消除的能力都會降低，甚至會因為呼吸道免疫能力下降，無法及時將癌細胞去除，而增加癌症發生機率。

我們在大數據分析發現，肺虛也跟血脂有密切關聯，肺經的血液循環越低，血脂就會越高，同時容易引發高血壓與心臟血管疾病，與PM2.5增加肺炎、癌症、高血壓、心血管疾病的研究結果不謀而合。

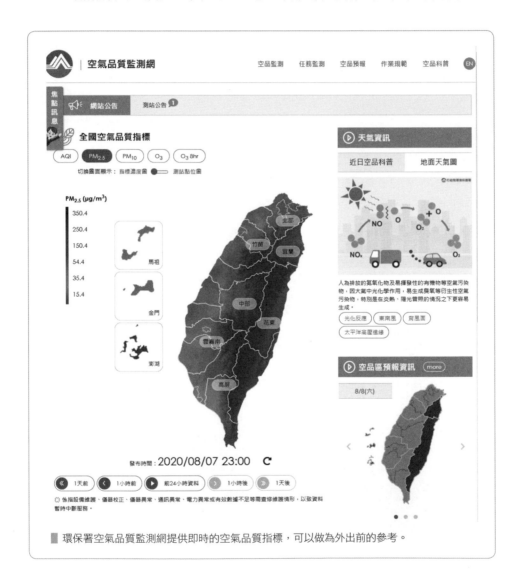

■ 環保署空氣品質監測網提供即時的空氣品質指標，可以做為外出前的參考。

16 從脈診確認失眠原因

　　近幾年失眠似乎不僅僅是老年人的專利，有越來越多的年輕人也加入了失眠的陣線，雖然在症狀上就是睡不著，不過如果仔細觀察脈象，就可以發現失眠原因是不一樣的。其中最常見的失眠分成兩種，一種是膽經過高的失眠，而另一種是肺虛型的失眠。

➡ 膽經過高的失眠

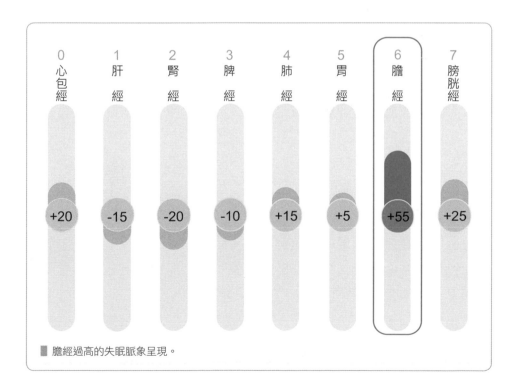

0 心包經	1 肝經	2 腎經	3 脾經	4 肺經	5 胃經	6 膽經	7 膀胱經
+20	-15	-20	-10	+15	+5	+55	+25

■ 膽經過高的失眠脈象呈現。

膽經可以表現出我們用腦的狀態。當我們在工作、在思考的時候，健康的人膽經就會增加。

　　在研究咖啡與茶的實驗當中，我們發現咖啡與茶的醒腦作用，就是會增加第六諧波膽經的血液循環。問題就在如果該睡覺了，頭腦不應該過度使用的時間，膽經卻是居高不下，這時候就會出現「思慮過多」的失眠。

　　而像這樣的失眠，可以利用短期補腎的方式來改善。腎經是第二諧波，所以需要的能量很大，當膽經居高不下的時候，喝杯溫熱的牛奶、用熱水泡腳、散步、按摩腎經上的穴位（比如腳底的湧泉穴），都可以幫忙將膽經過多的血液循環帶往腎經。

⇛ 肺虛型的失眠

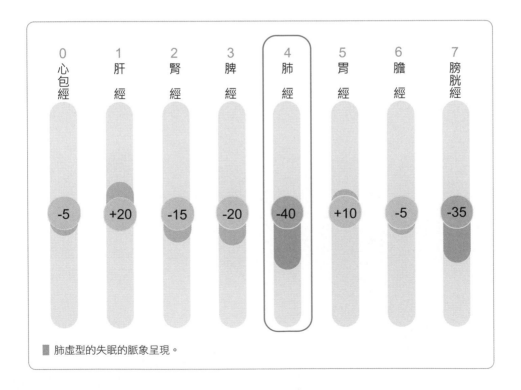

■ 肺虛型的失眠的脈象呈現。

非常多的老人家屬於肺虛型的失眠，這是因為肺虛的身體對於夜間氧氣較低的狀況更加敏感所造成。

　　前面提過植物在白天進行光合作用，會吸二氧化碳，排出氧氣，但是到了夜晚，植物跟我們一樣行呼吸作用，所以會吸收氧氣，排出二氧化碳，因此在太陽下山後，空氣中氧氣的濃度逐漸減少，健康的人會微微增加肺經的血液循環來彌補，但是肺虛的人就沒有這樣的能力了。

　　當身體進入缺氧的狀態，就會更難入睡，原因是一旦睡著，呼吸會變慢變淺，身體的缺氧狀態會變得更加嚴重，所以這種肺虛型的失眠，心理感受會特別的恐慌，與膽經過高，一直動腦想事情的失眠狀態是完全不同的。

17 科學脈診看生理期與不孕

我們建議要了解自己的脈象一定要連續量測三十天，最大的原因除了觀察不同的生活作息與飲食狀態下脈象的結果之外，更重要的是女性生理期間的紀錄，其實可以帶給我們很多額外的資訊，用來了解健康的狀態。

而經過長期的觀察，我們已經了解健康女性生理週期正常的脈象變化，也分析出什麼樣的脈象狀態不容易懷孕，或者是怎樣的脈象更容易懷孕。

⇒ 健康生理期的脈象

女性每個月的生理期循環都是一次次準備懷孕但是沒有成功的過程，在這個過程當中，健康的身體會在生理期前夕把自己準備成可以懷孕的狀態，也就是說在來潮前一兩天我們可以在健康女性身上看到與懷孕相似的脈象：腎經、肺經、膀胱經變高，而且常會因為腎經、肺經和膀胱經變高，造成脾經與膽經下降的狀況。

所以生理期很容易感冒並不是錯覺。平日脾經比較虛弱的女生在生理期間，由於腎經跟肺經搶走了脾經的血液，造成脾經的血液更加不足，免疫力下降，因此在生理期間更容易被傳染感冒，而且一旦感冒通常都會比不是經期的感冒更加嚴重。

一定有人會想說，那在經期時補脾，是不是就比較不會感冒了？雖然經期補脾應該比較不會感冒，但是在生理期補脾，會把正常經期要變高的腎經與肺經的血液搶走，反而是不健康的狀態，所以有經期容易感冒與感染的女性朋友，應該要在經期以外的時間補脾。

　　講到這不得不讚嘆古人的智慧，我們常說對女性經期健康有幫助的四物湯，經過歸經實驗發現是很好的補脾湯劑，而建議飲用的時間就是經期完全結束後，而不是經期期間。

⟹ 健康的經期就是懷孕的門票

　　健康的生理期必須要腎經、肺經與膀胱經升高，這與懷孕的情況是類似的，都是身體增加氧氣與能量的狀態。

　　經期前夕或者是懷孕時，子宮細胞都會增生，使子宮壁增厚，準備讓胎兒著床。這個過程當中，身體需要更多的氧氣與養分，尤其是懷孕期間，肺經會越來越高，是因為懷孕時一人呼吸，兩人（媽媽與胎兒）吐氣，所以身體一定要有能力增加肺經的循環，把更多的氧氣帶入身體，同時把兩人代謝出的二氧化碳排除。

　　生理期間肺經可以增加，就代表身體是可以承受懷孕的需求，但如果平時肺經就低，生理期間肺經也無法提升，那懷孕的機會就會明顯減少，而且就算是懷孕了，也會因氧氣供給不足增加流產的機會，所以想要健康的懷孕就一定要補肺，讓身體有能力提供足夠的氧氣給自己與胎兒。

⟹ 生理期到底可不可以吃冰？

　　相信每個人都有聽過老一輩的人說生理期間不能吃冰，要不然會

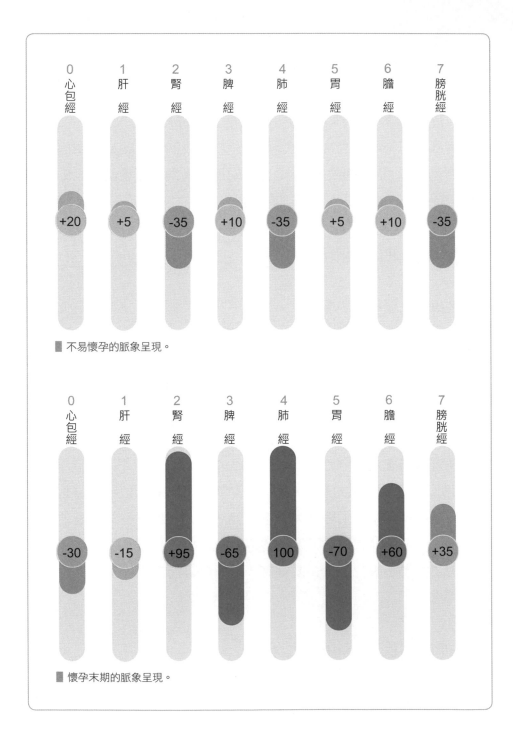

0 心包經 +20
1 肝經 +5
2 腎經 -35
3 脾經 +10
4 肺經 -35
5 胃經 +5
6 膽經 +10
7 膀胱經 -35

■ 不易懷孕的脈象呈現。

0 心包經 -30
1 肝經 -15
2 腎經 +95
3 脾經 -65
4 肺經 100
5 胃經 -70
6 膽經 +60
7 膀胱經 +35

■ 懷孕末期的脈象呈現。

經痛、排不乾淨的說法；但是又有很多西醫反對這種說法，而且還舉例說：「西方人生理期吃冰，還不是沒有問題！」在這裡想用科學脈診的結果分析一下這個問題。

—•—

分析生理期間的脈象，可以發現生理期間腎經增加的人，排經血會比較快，生理期也會比較快結束，而且腎經增加時會帶動諧波倍數的肺經一起增加；而肺經低的人比較容易經痛，所以生理期間如果腎經沒有起來，排經血的速度會變慢，拖延的時間比較長，會讓人誤以為排不乾淨，也更容易發生經痛的情形。

腎經是一個對溫度很敏感的經絡，甚至只要喝熱水就可以補腎；反之，會讓身體降溫的冰水，就會減少腎經的血液循環。前面有說到健康的經期脈象是腎經要上升，如果喝了冰水，讓該上升的腎經升不起來，會造成經血的排除比較不順，經痛也會比較嚴重。

那為什麼西方人沒有這個講法呢？

這就要說到人種差異的問題了。如果量測西方人（白人、黑人）時，用我們現在華人的標準，他們的腎經常常都會呈現很高的正值，不得不承認西方人平均來說比東方人身體強壯，腎氣十足，我想這也是他們比較不會因為冰水影響生理期的原因。充足的腎氣，即使喝了冰水，吃了冰淇淋，還是能維持足夠的腎經血液循環。

當然，如果脈象也是腎氣十足的人，喝點冰水是不會有問題的，但是如果生理期間腎經沒有夠高，平日肺經已經不足，最好還是乖乖地多喝幾杯熱水，因為不只是會不會經痛、經血排得順不順的問題而已，還會增加不孕症的機會！

實踐篇

要讓身體更健康，只能仰賴自己日常的注意與鍛鍊，避免不良的生活習慣，持之以恆從事適量與對的運動，以及選擇營養並適合自己的食物。

在實踐篇中，我特別以肺虛與骨質疏鬆兩大現代人最常見的症狀為主，介紹治未病與改善健康的方式。收錄了補肺的方法與運動，雖然改善肺虛的過程會十分緩慢，但只要大家在生活中養成習慣，持續去做，一定會有改善。而關於鈣質的補充，是從幼年到老年都要注意的課題，方式不難，只要抓住要點，從飲食也可以有效果。

此外，因為營養專業的背景，也一直持續透過脈診研究，做食材與藥材的歸經，因此，想結合東西營養學的截長補短，希望帶給讀者不同角度的營養知識，讓大家更懂得如何選擇適合自己的食物。

18　補肺的方法與運動

我們在2018年參與中國佛山的全民健康檢查，從三十萬筆資料中明顯地觀察到，年紀增長，肺虛的狀況也跟著變嚴重，尤其是更年期過後，肺虛的情況更是急轉直下。所以如何不使肺虛太早出現，甚至不讓肺虛出現，可能才是預防老化最重要的關鍵。

— · —

由於我自己本身也是屬於肺虛體質的人，嘗試過非常多的方式想要改善肺虛的問題，這裡整理了幾個我試過有效的方法，給正在往肺虛的路上或者是已經走在肺虛路上的朋友參考。

不過我在前面已經有跟大家說過，要改善陰虛（腎虛、肺虛）比改善陽虛（脾虛、膽虛、三焦經虛）困難，需要的時間比較長，而且身體本質就是年紀越大越虛，所以如果沒有看到肺虛馬上就被改善，千萬不要放棄。其一是因為年紀漸長，只要沒有變差就是改善；其二是因為陰虛的改善是很慢的，只要確定做的方法是對的，堅持就能看到效果！

⇒ 生活中要注意的事項

1. 戒菸

吸菸者會肺虛，而且吸越多、越久，肺就越虛！

2.管理居家空氣品質

　　盡量避免大火炒菜，如果非不得已一定要炒菜，控制好溫度在油的冒煙點以下，也就是不要讓油溫過高生煙，可以選擇冒煙點比較高的油脂，像是酪梨油、苦茶油、精製過的橄欖油（未精製的冷壓橄欖油無法承受高溫）等油品，減少油煙的產生。空氣汙染指數過高時盡量避免外出，外出時戴口罩，在家使用空氣清淨機，但是記得要適當的換氣將氧氣帶入。

3.維持正確的體態

　　姿勢問題是屬於物理性結構上的肺虛，姿勢不好，像是駝背，會壓迫到肺部的擴張，以及減少血液循環，這也是我親身體會最深刻的一個部分。

　　從小我因為長得特別高，有容易駝背的習慣，即使爸媽總是一再糾正，可是我自小叛逆不聽話，長期下來胸前肌肉過度收縮，後背肌肉不夠強壯，等意識到駝背對身體的影響，想打直也做不太到了，因為姿勢的調整並不是單純知道正確姿勢就可以達成。

　　長期駝背的人，該放鬆的前胸胸小肌與胸大肌持續緊繃，該收縮的後背肌肉卻都萎縮，力量不足，記得時好姿勢或許可以維持一下，可是時間一久，注意力轉移到別的事情，肺經的大敵──駝背又出現了。因此，要徹底改善駝背的問題，讓自己的肺充分擴張，一定要針對維持正確姿勢需要的肌肉進行完整的訓練，才有可能真正改善肺虛的問題。

⇨ 放鬆胸部肌肉

　　首先，要針對胸小肌與胸大肌做足夠的放鬆。不嚴重的朋友可以

徒手自己揉，如果有很緊、很痠的部分，可以面向地板趴在地上，將按摩球或是壘球，放在緊繃的位置，把身體的重量放在球上，進行按揉，幫助前胸肌肉的放鬆。

　　仔細對照就會發現，胸小肌的肌腱部分與肺經雲門穴、中府穴的位置相同，所以放鬆胸小肌的時候，肺經也會一同被按摩到；同時胸小肌放鬆之後，肺部可以擴張的範圍變大，就可以幫助增加肺經的血液循環。

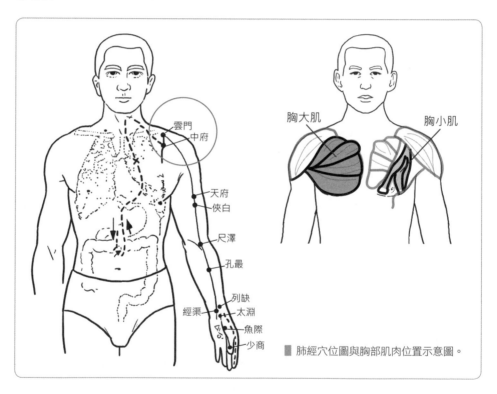

雲門
中府

天府
俠白

尺澤

孔最

列缺
經渠　太淵
　　　魚際
　　少商

胸大肌　　　　　　　胸小肌

■ 肺經穴位圖與胸部肌肉位置示意圖。

⟶ 鍛鍊背部肌肉

　　再來，要針對擴胸所需要的背後肌肉進行鍛鍊。像是斜方肌、背闊肌，還有菱形肌等。

通常肺虛，尤其有姿勢問題的朋友，在斜方肌的部位都會很痠痛，如果看經絡走向，就會發現這裡是膀胱經，尤其是肺腧穴、厥陰腧穴、心腧穴，還有膏肓穴的位置。駝背的人長期斜方肌舒張，加上肌肉沒有足夠的鍛鍊，會慢慢萎縮，這麼少的肌肉要撐起這麼大的一片背，斜方肌就很容易受傷，所以常會發炎疼痛。同時，無力的斜方肌會引起結構性的肺虛，造成心肺功能不足，所以要預防或治療肺虛一定要調整姿勢。

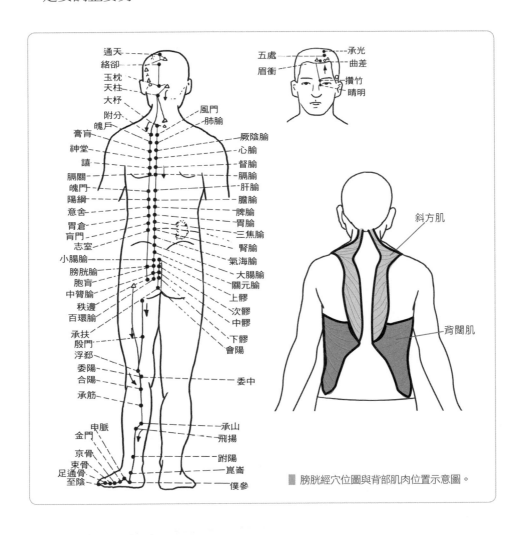

■ 膀胱經穴位圖與背部肌肉位置示意圖。

⯈改善姿勢、放鬆肌肉的運動

以下提供幾款簡單的運動，可以針對過度收縮的胸大肌、胸小肌、提肩胛肌及上斜方肌進行放鬆，並強化背部肌肉。

例如菱形肌及下斜方肌。平時可做簡單的動作幫助改善姿勢，像是趴姿T字型、Y字型及W字型的動作，過程中胸大肌及胸小肌拉長、菱形肌及下斜方肌收縮，搭配頸部的伸展運動，幫助放鬆上斜方肌及強化頸部深層肌肉，更能夠矯正駝背的姿勢。但要注意姿勢矯正不能操之過急，不良姿勢是長期累積的，矯正也需要花時間下功夫，並且持之以恆。

除了建立良好姿勢的運動外，肺虛的朋友還需要固定做有氧運動。由於肺虛的人身體帶入氧氣的能力不足，不適合那種會太喘太累的運動，太喘的運動反而會讓身體氧氣更缺乏，所以稍微有點喘、會流汗的運動就可以了。

比方說游泳的時候，我喜歡緩慢的蛙式，讓每一次換氣都吸滿吸飽，這樣可以訓練心肺的功能，又避免有缺氧的狀況；健走也是很適合肺虛人的運動，但是要記得，一定要選擇空氣好、氧氣充足的地方運動，要不然不但沒有效果，還可能越做越糟。

＊本章節營養運動指導由王文吟營養師兼運動教練協力提供

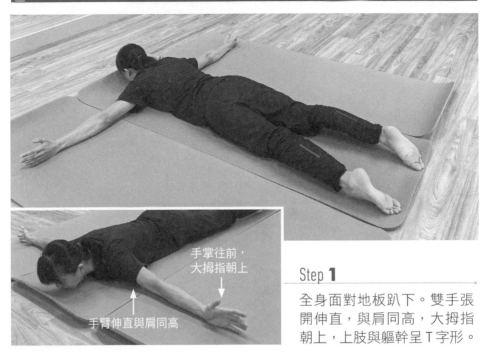

手掌往前，
大拇指朝上

手臂伸直與肩同高

Step 1

全身面對地板趴下。雙手張
開伸直，與肩同高，大拇指
朝上，上肢與軀幹呈 T 字形。

Step 2

雙手手臂離地向上抬起，感受到
背部肩胛骨夾緊，然後手臂放
下，放鬆，連續動作10至15次，
共 3 回。

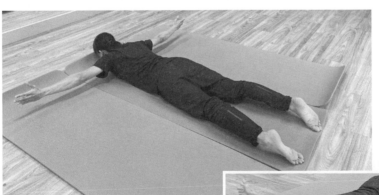

肩胛骨內收

整隻手臂抬起

Y字型運動

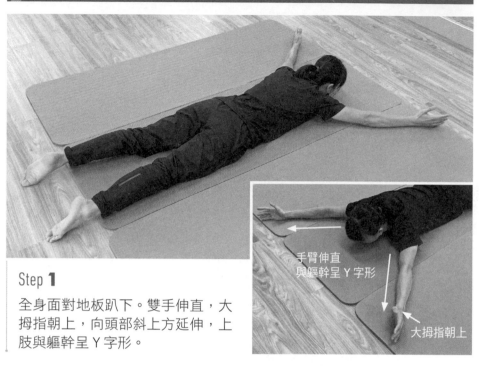

手臂伸直
與軀幹呈 Y 字形

大拇指朝上

Step 1

全身面對地板趴下。雙手伸直，大拇指朝上，向頭部斜上方延伸，上肢與軀幹呈 Y 字形。

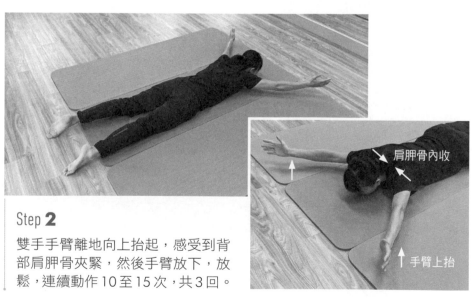

肩胛骨內收

手臂上抬

Step 2

雙手手臂離地向上抬起，感受到背部肩胛骨夾緊，然後手臂放下，放鬆，連續動作 10 至 15 次，共 3 回。

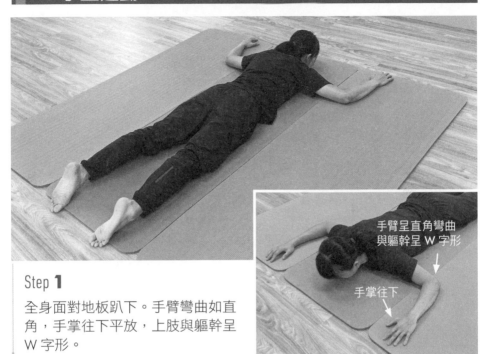

手臂呈直角彎曲
與軀幹呈 W 字形

手掌往下

Step 1

全身面對地板趴下。手臂彎曲如直角，手掌往下平放，上肢與軀幹呈 W 字形。

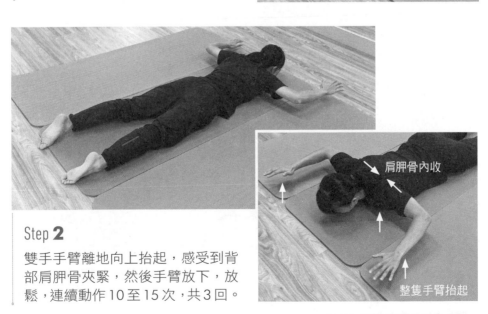

肩胛骨內收

整隻手臂抬起

Step 2

雙手手臂離地向上抬起，感受到背部肩胛骨夾緊，然後手臂放下，放鬆，連續動作 10 至 15 次，共 3 回。

頸部伸展運動

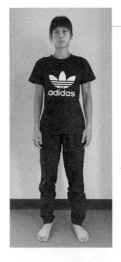

Step 1

準備動作，站姿，雙腳與肩同寬。

Step 2

右手扶住頭部左側，帶動頸部向右彎曲延伸，停留10 秒後，慢慢回復。接著反方向做同樣動作。
＊建議左右停留各 10 秒為 1 回，每次做 3 回。

扶頭

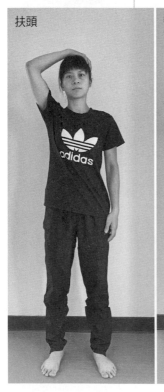

彎曲延伸

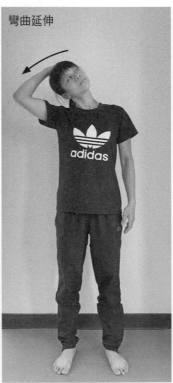

回復

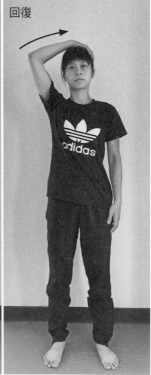

➡ 多食用補肺的飲食

氣候變化多端，容易感冒，有過敏體質的人也比較容易在這個時候引發過敏反應，尤其是在秋天，選擇養肺、降火的食材，以可增加免疫力、穩定情緒的食物為主，在此推薦幾個簡單易取得的食物，很輕鬆在家就能完成健康又營養的食譜：

■馬鈴薯佐鹽烤鮭魚（或可搭配花椰菜）

鮭魚含有豐富的蛋白質、Omega-3脂肪酸、維生素D等營養素，搭配富含色胺酸的馬鈴薯，吃起來清爽又健康，對於增加免疫及穩定情緒亦有很好的效果喔！

■水果類：水梨、百香果

水梨和百香果都有很好的補肺效果，含有豐富的膳食纖維、維生素C，對於腸道健康、增強免疫也是很有助益，還可以幫助我們開胃、生津止渴。

■飲品：芝麻糊、黑木耳飲

黑芝麻和黑木耳都能夠幫助補肺。以黑芝麻製成的芝麻糊，含有豐富的膳食纖維、不飽和脂肪酸、維生素E及卵磷脂，可潤腸通便，有助於活化大腦機能。而黑木耳不僅富含膳食纖維，還有較多的多醣體、鈣、鐵等營養素，有助於預防心血管疾病、增強免疫系統功能，製成飲品後口感黏稠，不僅可增加飽足感，還能夠幫助維持肌膚彈性喔！

當然，最重要的還是知道自己是什麼體質。如果平日就有肺虛的情況，四季都可以補肺；反之，如果到了秋天，肺經還是很充裕，那

也不需要刻意增加補肺的飲食。持續地關心自己的脈象，針對當下的情況做出改善，才是維持健康的不二法門，吃得好，不如吃得巧！

此外，西洋蔘、冬蟲夏草、紅景天等保健食品都有補肺效果，日常生活當中莓果類、仙草、木耳、薄荷菊花茶等食材也可以多加食用。

補肺食品總整理

■ 飲品點心類：黑木耳飲、白菊花茶、杏仁茶、薏仁湯、仙草、芝麻糊
■ 蔬菜類：高麗菜、青花菜、菠菜
■ 水果類：藍莓、蔓越莓、葡萄、小番茄
■ 米麵類：香菇豆皮炒飯（白米或糙米）、橄欖油義大利麵

➡ 物理治療（按摩）

除了前面介紹肌肉的放鬆與鍛鍊之外，按摩整條肺經、前胸的腎經與背上的膀胱經也都有幫助，尤其如果有特別痠痛或者是按起來硬硬的位置，通常都是血液循環比較差的部位，需要多加強。

科學脈診看刮痧，為什麼中暑要刮痧？

刮痧也是物理治療的一種。所謂「痧」，就是微血管破裂後血液從微血管流出的皮下出血（瘀青），在西醫的角度，是不希望有瘀血的，因為微血管受損，加上流出的血液會壓迫到周邊組織，造成組織受損。

不是所有部位都刮得出痧，甚至有人是刮不出痧的，所謂刮得出來跟刮不出來的差異，主要是看血管壁的狀況。微血管上血管細胞的養分與氧氣都是直接由流進微血管的血液所提供，如果局部血液循環不良，就會造成微血管上的細胞無法有足夠的養分與氧氣，這時候微血管壁會很脆弱，稍微施力就會破裂。

輕輕撞到就出現瘀青，通常位置都是身上血液循環比較差的部位。刮痧可以刮得出來的部位也是一樣的道理，血液循環不好，微血管特別脆弱的地方才刮得出來。刮痧時，血液循環不良的部分已經很脆弱的微血管破裂，血液流到皮下組織，身體會增加局部的血液循環把瘀血移除，之後再重新建立新的微血管，就像革命一樣——非常建設前，必先有非常破壞。

身體變壞的過程：癢、痠、痛、麻、木，也就是身體缺氧狀況的順序，最初是覺得癢，之後會感到痠，再更嚴重的時候會覺得痛，痛到某個程度就感到麻，最後反而沒有任何感覺了。

痠痛部位就是血液循環不良的地方，經由刮痧的動作把血液大量帶入，馬上解決了缺氧的情況，才會突然緩減痠痛的症狀，而有鬆開的感覺。

科學脈診發現高溫時腎經會飆高，腎經是第二諧波，能量大，所以中暑的時候腎經飆高，會把身上的血液／能量都拉去腎經，造成血液分配極度不

均勻，腎經以外的部位嚴重缺血，想當然耳會讓人感到非常不舒服。

背上的膀胱經有許多「經絡的樞紐」，上面有所有經絡的鑰匙（肺腧、心腧、肝腧、膽腧、脾腧、胃腧、三焦腧、大腸腧），所以在刮背部膀胱經的時候，可以促進血液重新分配，把聚集到腎經的血液拉回給其他經絡，分配均勻了，人就會舒坦了！

在刮痧之前最好先進行「按摩」，如果有一些特別硬或突起的地方（結節），刮痧是沒辦法改善的，需要用按摩的手法先把結節推開，再進行刮痧。

刮痧時要有足夠的潤滑油避免皮膚受傷，使用器材也要盡量滑潤，沒有特別尖銳的部分。刮痧要先壓再推，幫助刺激比較深層的部位，不要侷限於表層皮膚。可以的話，還是尋求專業的服務。

其實並不建議大家常常刮痧，畢竟刮痧會破壞組織，增加身體的負擔。兩次刮痧的間隔，至少要在前次瘀血完全代謝完後才能再進行。

至於每次刮痧都會出痧的朋友，建議要找到身體真正缺氧／養的「問題」，是否是肺虛造成身上的氧氣不足，還是脾虛造成養分運化等能力不夠，又或者是錯誤姿勢造成血液運送有阻礙，進而造成局部微血管壁如此脆弱。平日多了解自己身體的狀況，找出自己根本的原因進行改善，才是治本之道。

19 骨質流失如何補鈣

大家都知道年紀大容易會有骨質疏鬆，平常要多吃鈣，但是每天一杯牛奶、鈣片和維生素D，真的能幫助我們預防骨質疏鬆嗎？其實會不會骨質疏鬆，可能就跟身體的膽固醇 **註** 會不會過量一樣，比起「吃的分量」，「體質」才是影響最後結果的主角。

⇒ 鈣的重要性

鈣除了是骨質的重要成分外，在體內也扮演很多重要角色，身體的各大系統像是免疫、神經、內分泌、消化、循環、運動……等，都需要鈣的幫忙，以維持正常的生理運作。

身上的鈣99%都儲存在骨骼與牙齒中，剩下的1%分散於組織與血液當中，組織與血液中的鈣雖然佔比很低，卻是維持上述各種生理活動與代謝非常重要的必需品。為了保持身體機能正常的運作，身體需要調節血中鈣濃度保持在恆定的安全範圍內，不論是太多或太少，都有可能

註 膽固醇過高與飲食中膽固醇的含量並沒有太大的關聯，真正會造成膽固醇過高的原因，是人類膽固醇回饋的機制出現問題。正常的身體在膽固醇過多時，會停止自我製造膽固醇，而膽固醇過高的人，這樣的機制出現問題，不論吃多少膽固醇，膽固醇都持續的製造，所以膽固醇過高的人只是少吃膽固醇並無法減少體內的膽固醇，需要找出身體持續製造膽固醇的根本原因，進行調整。

造成致命的問題，太多會抑制神經傳導、減少腸胃蠕動、心跳過慢等問題，太少則會造成神經組織過度興奮、產生抽搐與痙攣等現象。

⇒ 血鈣的調節

前面已經說過血中鈣的濃度必須受到嚴格控制，這時候鈣質的大本營——骨骼，扮演了非常重要的角色。骨骼就像錢（鈣）很多的銀行，當外面錢不夠的時候，就把錢釋放出來，如果外面錢太多了，就不會再釋放。

副甲狀腺素、維生素D則是傳達血鈣不足的使者，當血中鈣離子太低時，副甲狀腺素會分泌，促使骨骼釋放出鈣質，並促進腎臟中鈣質再吸收回體內，減少尿液中鈣質的排除，同時增進腎臟內活化維生素D的合成，提高小腸內鈣質的吸收，進而增加血中鈣離子濃度。

反之，當血中鈣濃度太高的時候，降鈣素（Calcitonin，或稱抑鈣激素）會由甲狀腺分泌，抑制骨骼中鈣質的釋放，也抑制腎臟對鈣質的再吸收，進而增加鈣在尿中的排泄。

⇒ 骨質疏鬆與缺鈣

一直強調鈣在血液與組織當中必須要維持在「安全範圍」，如果鈣質攝取不足的時候，身體只能一直向骨骼預支鈣質，期待哪天透過充足的鈣質攝取，把鈣補回來，將之前欠的鈣質還給骨骼。

在骨頭裡各有負責的專員（細胞），負責把骨骼鈣質重建（成骨細胞，osteoblast）或釋放（蝕骨細胞，osteoclast），30歲 **註** 之前成骨細胞的活性比蝕骨細胞強，將食物中的鈣質消化吸收後，鈣質會儲存於骨骼中；但是當年紀漸長，成骨細胞活性漸減，蝕骨細胞的能力會超

越成骨細胞，所以30歲的「骨質（骨中鈣質）」會達到一個高點，而超過30歲之後，骨質就會慢慢變少了。

—— • ——

由於女性荷爾蒙有活化成骨細胞的能力，所以當女性更年期後，女性荷爾蒙急速下降的同時，成骨細胞活性也急速下降，骨骼內的鈣質只出不進的情況下，骨質疏鬆的機會就會增加。

飲食如果長期缺乏鈣質，即使夠年輕，成骨細胞活性大，也會造成骨質疏鬆（身體跟骨頭借太多鈣，骨頭裡的鈣都被身體拿走了），所以年輕又健康的人只要在飲食中規律地攝取鈣質，就不會有骨質疏鬆的問題。

然而當身體開始老化，鈣並不是吃回來就能放回骨頭裡，也就是說缺鈣當然不行，但是不缺鈣，也不代表不會骨質疏鬆，只是單純的「補鈣」可能完全沒用，要如何把骨質中的鈣質留住，才是真正要思考的問題。

⇒ 鈣質的補充

首先，為了避免鈣質的不足，我們要食用足夠的鈣質。飲食當中富含鈣的非常多，像是小魚乾、乳品及乳製品（牛奶100克有99毫克的鈣）、傳統豆腐與豆乾類。

相較起來深綠色蔬菜與堅果類雖然富含鈣質，像是100克黑芝麻含有1,456毫克的鈣，稱為「含鈣王」也當之無愧；100克的菠菜含鈣量有83毫克，與牛奶比起來也沒差多少，但是由於膳食纖維、草酸與植

註 30歲只是一個平均，按照每個人的狀況會有前後的差異，在成骨細胞衰退前盡可能地多儲存一些鈣質，也可以減緩骨質疏鬆發生的時間。

酸等成分，會讓鈣質的吸收率只剩下個位數（菠菜7%，芝麻3.5%），所以相對起來並不是很好的補鈣食品。

⇒ 豆腐與豆乾的鈣質含量

一般我們說的豆腐補鈣，指的是用石膏當凝固劑的傳統豆腐，石膏主要成分就是硫酸鈣，所以用石膏製作的傳統豆腐裡面才有豐富的鈣質，而盒裝豆腐（嫩豆腐）是使用葡萄糖酸酯類當凝固劑，含鈣量相較起來就少了許多。

豆乾是由豆腐經脫水再壓縮而成，所以在相同的重量之下，豆乾（273mg/100g）甚至比傳統豆腐（140mg/100g）含鈣量還高，但是如果以熱量為標準，那傳統豆腐（1.7mg/Kcal）還是比豆乾（1.5mg/Kcal）略勝一籌。

⇒ 果汁加鈣？牛奶加鐵？

前面已經提到維生素D可以幫助促進鈣質的吸收，這也是為什麼牛奶是很好的補鈣食品，但是您可能不知道維生素C也可以幫助鈣質吸收喔！所以在美國常常會看到市售的橘子汁添加鈣質，就是利用維生素C可以幫助鈣質吸收的特性。

有的牛奶號稱添加鐵質，希望做到補鈣又同時補鐵的效果，但是這其實是很浪費的。

鈣質與鐵質在小腸內吸收管道是共用的，所以食物當中同時含有大量鐵與大量鈣的時候，身體其實是無福消受。鐵跟鈣就像只有一條單行道，但是大家搶著要通過，最後補充的鐵質可能不但沒被吸收，反而抑制了原來牛奶中鈣質的吸收。

➡ 吃菠菜加豆腐會得到結石？

很多人應該都聽說過豆腐不能與菠菜一同食用，因為豆腐的鈣會與菠菜內的草酸結合變成草酸鈣，而草酸鈣就是腎臟或膀胱結石種類中最常見的一種。

前面我們提過，菠菜本身就有很多的鈣質，如果鈣質與草酸一起吃會引起結石，那光是吃菠菜就足以造成結石了！

其實食物中同時含有鈣與草酸會減少鈣質的吸收。因為在消化道裡草酸與鈣質會直接形成不可溶於水的草酸鈣，而草酸鈣不溶於水也無法吸收，只能從糞便中排除，因此如果要補充鈣質，要盡量避免同時食用草酸，並不是為了預防結石，而是避免減少鈣質吸收。

腎臟或膀胱結石的預防方法

1. 足夠的水分攝取（每天2500毫升以上）。
2. 足夠的鈣質攝取（每天800～1200毫克）。
3. 足夠的蛋白質攝取（每天每公斤0.8克），盡量選擇普林、磷含量較少的植物性蛋白質，少吃動物性蛋白質。
4. 增加高纖食物的攝取量。
5. 減少精緻糖類的攝取。
6. 減少飽和脂肪酸（動物性脂肪），盡量選擇不飽和脂肪酸（植物性脂肪）。
7. 減少鹽及加工品的攝取（每天鹽建議量為5～6克）。

➡ 吃骨補骨？骨頭湯並不是優良的補鈣食品

吃什麼就補什麼，其實是很有道理的，原因是特定內臟所需的營養素當然在特定內臟裡含量豐富，所以吃血就能補鐵，甚至還有消化

能力不好直接吃動物胰臟的治療方法。

　　所以吃富含鈣質的骨頭應該也會補鈣是吧？很可惜，並不是！骨頭裡面的鈣質（磷酸鈣、碳酸鈣和氟化鈣）並不溶於水，所以骨頭湯煮再久，裡面並沒有多少的鈣質，更別說被人體吸收應用的量就更少了，而且骨頭湯裡磷的含量大，反而有機會造成鈣質流失，所以不要再用骨頭湯補鈣囉！

⫸ 骨質流失的最大原因

　　前面討論了很多飲食中補充鈣質的方法，但是其實吃一大堆的鈣還是不能預防骨質疏鬆，因為飲食中充足的鈣只是不讓身體缺鈣造成骨質的耗損，但是我們在之前已經說過，骨骼中鈣的吸收其實是控制在成骨細胞與蝕骨細胞的能力上，即使吃很多的鈣，成骨細胞活性不夠，也無法把鈣質送入骨骼內儲藏，也就是說無條件的吃鈣片其實並沒有什麼意義。

　　要預防骨質疏鬆就要先知道為什麼骨質會流失？年紀漸長，成骨細胞（把鈣質存到骨骼中的細胞）的活性會減少，蝕骨細胞（把鈣質取出骨骼提供身體使用）的力量會慢慢超越成骨細胞，結果骨骼內的鈣質就會越來越少，這看似老化的一種過程，但又是為什麼呢？

　　在王唯工教授所撰寫的《以肺為宗》裡面做出了合理的解釋。這都是由於身上的濕氣（也就是二氧化碳）太多所造成的，我們在上一章已經討論過身體裡面二氧化碳會過度累積的原因，主要是因為飲食中過量的碳水化合物，以及腎肺虛體質。

　　二氧化碳會造成身體無法正常的代謝，但是身體又無法把這些二氧化碳排除，最後只好出動兩種應急的方式，減少二氧化碳直接的影響。其中一個做法在上一章已經談過，就是用油脂把二氧化碳包裹起

來，這樣就會引起看似水腫的「油」腫，也就是肥胖；而另一個應急措施就是用身體的「鈣」去中和與減輕二氧化碳的酸性。

二氧化碳在身體中大多以碳酸的方式存在，當碳酸太多，造成酸性的環境，身體就無法進行正常的代謝。為了避免這樣的事情發生，身體會動員骨骼中的鈣與碳酸，結合形成碳酸氫鈣，而碳酸氫鈣是可溶於水的鹼性物質，幫助酸鹼平衡，身體利用了體內的鈣質中和二氧化碳的酸化問題，雖然解了燃眉之急，但就真的只是解燃眉之急，因為身上的鈣是有限的，如果會增加二氧化碳（濕氣）的體質與生活習慣沒有改善，身體只能不斷地累積更多脂肪，還有耗損更多的鈣，長期下來就會造成肥胖與骨質疏鬆。

➡ 其他補鈣的方法

實驗顯示有負重的運動，可以明顯增加骨質的密度。所謂的負重運動包括慢跑、健行及大部分的球類運動，做這些運動時，身體需要對抗「地心引力」或額外重量，而游泳或者是交叉機（橢圓機）相對起來補鈣的效果就遜色很多。因為游泳的時候，水的浮力幫我們減少了地心引力的影響，交叉機由於機器的設計讓我們的膝蓋負荷減少，同時重量的負荷跟著減輕，補鈣效果也就比跑步機來得遜色。

但是極限運動，如馬拉松，雖然也是慢跑，對補鈣卻無效。我們發現太長時間的耐力運動，不但沒有補肺效果，反而會讓肺經更加虛弱，而且還有疲勞性骨折（骨頭長時間承受壓力，又沒有足夠的時間恢復，所產生結構性的小骨折）的機會。雖然極限運動挑戰自己看起來很酷，但是對身體健康並沒有任何好處，建議還是量力而為。

20 認識東西營養學，
再選擇適合自己的食物

・魚油含有大量的Omega-3，可以幫助抑制身體不正常的發炎，減緩老化，抑制癌症。

・益生菌有助於改善腸胃道菌相，不僅能幫助健康排便，還可以減緩皮膚過敏反應，而且大腸是我們身體的第二大腦，大腸健康了，身心也就健康了！

・現代人手機電腦不離身，為了保護眼睛不被藍光傷害，就要知道類胡蘿蔔素的葉黃素跟玉米黃素，不能由人體自行組成，一定要透過食物中獲取！

・抵抗病菌侵襲，免疫力最重要，維生素C、雞精、紅蔘、靈芝……都有實驗證實可強化免疫力！

・鉻、山苦瓜可以調節血糖，預防糖尿病的發生！

看完上面隨便列舉的幾個食品或者是營養素的功能，有衝動想去買來吃吃看嗎？

行動之前，先把這篇看完，再行動也不遲！現代人並不怕死，但是都很怕生病，看到保健食品廣告渲染出來的功效，能夠不心動的人應該不多，但是不止保健食品，連日常吃的食物都有它們的特性，以及適合服用或食用的體質，吃錯了不但沒有幫助，還可能會讓身體狀況變得更糟。

⇒ 西方營養學

　　一直以來食品營養學研究主流大多都是用西方醫學的概念在進行，在西方醫學的觀點裡，有效的成分會影響身體代謝反應，基於這些影響與作用，所以這些成分有了功效。

　　維生素、礦物質、抗氧化營養素、植物營養素……，大部分基礎營養學研究的題材都是以單一或類似結構化合物（營養素）為主，因為這樣容易透過實驗，找出這些化合物影響的化學反應為何，進而了解這些化合物對身體的功效。透過這樣的研究，可了解哪些成分透過哪些機制可以預防疾病，或者是對於管理疾病有所幫助。

　　可是當測試「直接吃食品」的效果時，結果往往不如基礎研究所預期。在實驗室裡面明明已經證明了這些食品中營養素的成分對於身體的功效，但是為什麼直接拿來吃的時候卻看不到效果？

　　舉個在韓國長期當做保健食品的紅蔘為例，為了證實紅蔘對身體的好處，全世界有很多實驗室都在研究紅蔘中特定成分對於身體的功能，也證實紅蔘含有的許多成分都對身體代謝有功用，但是進行到食用紅蔘分組實驗的時候，往往結果卻出乎意料，多數食用研究結果都顯示紅蔘對身體的功效不大，甚至根本沒效。

　　研究者將這樣的結果歸咎於食材中複合的成分相互作用下，造成有效成分濃度不夠，效果不明確；也有研究者認為每次實驗中使用的食材品質不同，所以才會有的時候有效，有的時候沒效。這些當然都是非常有可能的原因，但是忽略了一件很重要的事情，那就是這些食物及食物中所含有的特殊成分，可能並不適合每一個人。當隨機將人群分類，忽略了每個人本身的特徵是否合適的時候，最後適合的人吃完出現了期待的效果，但不適合的人可能不但沒有效果，還會越吃越糟，整體統計下來，期待的效果當然就不會出現了。

再拿紅蔘當例子來說明過敏這件事。

我們已經知道過敏的人至少有兩種不同的體質，而這兩種體質特徵剛好相反，一個是脾經過高造成免疫力太強，另一種是脾經太低造成免疫力不足，如果不把體質特性分別出來就進行「紅蔘是否有減緩過敏效果」的研究，最後脾經過低造成過敏症狀的人吃了補脾的紅蔘，效果顯著，但是脾經太高的人，吃了紅蔘反而會使脾經更高，不但沒有抑制過敏的效果，可能過敏還會變得更加嚴重。所以沒有針對體質分類的食品研究，很容易會掉進無效的結論裡。

⇒ 東方營養學

如果說西方食品營養學研究的強項在了解「身體內部的各種化學反應」，那東方（中醫）食品營養學的強項則是了解「食物（中藥）對血液循環的影響」。東方營養學看的是飲食對於改變身體血液分配的力量，中藥藥典裡面所說的歸經就是這個概念——什麼食物或中藥對於哪條經絡的血液循環會有影響。

像是紅蔘會增加脾經的血液循環，也就是說會增加上腸繫膜動脈的血液量，進而造成小腸、大腸、胰臟及上腸繫膜血液的供給增加；反之，西洋蔘對脾經沒有影響，會促進肺經的血液循環，增加呼吸道的血液供給。

有趣的是，這樣的歸經作用無法只靠單一成分就能有效。我們曾經嘗試萃取中藥裡特定的化合物在老鼠身上測試，發現把中藥內成分個別測試時，改變血液供給的力量就無法重現，所以中藥會影響血液循環的效果是「複合型物質」所造成，很難用西方營養學的方式來研究。由於複合型化學物質的作用非常複雜，飲食或中藥究竟是如何對脈象產生作用，其中機制還需要更多人一起來研究才可能解開。

➡ 東西方營養學：一加一大於二

我們相信，再好的食物，再好的營養素（化合物），都有特別適合的狀態。致力於中、西醫連結的同時，努力將西方營養學搭配上東方營養學，創立更個人化的精準營養學（precision nutrition），也是我們團隊努力的方向。

西方營養學的研究結果，提供了特定營養素對身體代謝的影響之相關訊息，但是在沒有特殊疾病狀態下，這些對身體代謝有影響的營養素看起來都有其效果，造成無法針對個人需求推薦的窘境。但是配合上脈象與疾病的交叉比對，了解什麼樣的脈象下，身體容易有怎麼樣的問題（疾病），就可以針對疾病好發傾向進行營養素的建議。

此外，還可以搭配食品歸經的研究結果，針對血液比較虛弱的經絡加強血液循環，這就是增加需要的營養素，同時把營養素送到身體需要營養素位置的概念。所以當西方營養學遇上東方營養學，強強聯手，事半功倍！

認識營養師

我們都知道醫師、藥師、護理師、物理治療師等是醫事人員，其實營養師也同屬醫事人員，必須要經過專門職業及技術人員高等考試並取得證照者始可執業。

營養師扮演了許多角色，舉凡與營養、飲食、健康相關的產業，都可以看到營養師的蹤跡。傳統的營養師工作有三大方向，分別為醫院臨床營養、團體膳食營養、社區營養教育，常見於醫院、學校、安養中心。近年來隨著大家對健康的重視，以及預防醫學的起步，營養師也可見於健康管理中心、體重管理中心、生物科技公司、飯店業、節目訪談、營養專欄等。

「營養師開的菜單一定很難吃。」這應該是多數人對營養師的印象。醫院營養師為病人設計菜單，學校營養師為學生設計菜單，長照中心營養師為高齡朋友設計菜單，但其實營養師不只是與菜單畫上等號，營養師的最大價值在於幫助大家預防疾病，也就是現在廣受重視的預防醫學，告訴大家營養均衡的觀念，以及如何從眾多食物中吃出健康，預防營養素缺乏導致疾病上身。此外，運動營養師教導大家依據個人身體狀況，藉由飲食、運動、特殊營養素的補充，預防疾病的發生。

培養正向的生活習慣及飲食原則是需要時間的，對身體健康的影響是潛移默化的，期待藉由體質的改變，增加身體對疾病的抵禦力，進而減少疾病的發生，減少藥物的使用。

21 如何挑選食用油，
然後越吃越健康

前幾年因為生酮飲食流行的關係，中鏈飽和脂肪酸（像是椰子油與奶油）突然變得很流行，但是就如之前所言，雖然有的人很適合吃飽和脂肪酸，但是也有很多人不適合！

橄欖油、葵花油、大豆油、苦茶油、葡萄籽油、魚油……這麼多的油，該怎麼挑選？首先我們要先認識油的成分與優缺點，才可以挑選到適合自己的油。

⟹ 飽和脂肪酸

動物性脂肪含有較多的中長鏈飽和脂肪酸，含量的順序由大到小是牛油、豬油、雞油、鴨油，而椰子油、奶油則含有較多的中鏈飽和脂肪。中鏈脂肪酸含碳數少（6～12個），之前因為生酮飲食的關係熱門過一陣子；一般我們所食用的油脂大多屬於長鏈脂肪酸，含碳數大於12個。

由於中鏈脂肪酸（椰子油、奶油）含碳數較少，在身體吸收與代謝上與一般長鏈脂肪不同，有容易吸收卻不易儲存的特徵，所以在減肥時，熱量攝取減少的狀況下，更容易被身體利用後代謝生成酮體，對於利用生酮飲食（高脂肪＋低碳水化合物飲食）減重的人來說，效果是最好的。

但是奶油與椰子油屬於飽和脂肪（沒有雙鍵），飽和脂肪酸在低溫下大多會凝結成固體，在血液中循環時會影響血液流速，而在食品營養學研究中也發現，飽和脂肪都有容易造成血管淤積的特徵，對於已經有心血管疾病風險的人來說，是很危險的油脂。所以美國心臟協會（AHA）才會在2017年全世界都瘋迷生酮飲食及椰子油減肥時，突然發表文章批判椰子油的風險。

　　但是反過來說，如果沒有心血管疾病風險的情況下，飽和脂肪酸也可以是很好的選擇。原因是飽和脂肪酸沒有雙鍵，在身體內比不飽和脂肪更容易消化與代謝，尤其對於消化代謝能力較差的人來說，食用飽和脂肪（不論中鏈、長鏈）都可以幫助食物的運化。

　　在我們的研究裡面，肺經血液循環不良的人，除了容易有高血脂問題，也會增加高血壓、冠狀動脈阻塞的機會，所以建議有肺虛的狀況，就要盡量避免食用飽和脂肪酸（像是椰子油、奶油、動物性油脂與內臟），但是飽和脂肪因為比較容易消化，尤其是椰子油、奶油含有中鏈脂肪酸，更是容易消化、吸收及利用，所以特別適合消化、吸收和代謝不好的脾虛朋友。

⇒ 長鏈單一不飽和脂肪酸

　　營養學研究顯示單一不飽和脂肪酸，也就是在化學結構裡面有一個雙鍵的脂肪酸，可以減少血中膽固醇的含量。剛好我們食品的研究也發現，肺虛的時候容易會高血脂，含有比較大量單一不飽和脂肪酸的食物常常會有補肺的效果，與減少血脂的方向不謀而合。

　　苦茶油、橄欖油、芝麻油、芥花油和花生油都是屬於單一不飽和脂肪含量較高的油脂，水果中酪梨（油）也含有大量的單一不飽和脂

肪酸，建議肺虛的朋友可以多加選用。

但是這些油脂在沒有精製之前，像是特級初榨橄欖油（extra virgin olive oil）的沸點比較低，加上因為是不飽和脂肪酸的關係，在高溫下容易變質，甚至會產生致癌物質，所以建議大家如果要高溫炒菜或是油炸的時候，盡量要選購精製過的產品，而未精製的油品可以用來做涼拌菜。

➠ 多元不飽和脂肪酸

最新研究顯示，多元不飽和脂肪酸雖然沒有減少血中膽固醇的能力，但是可以幫助血液循環順暢，以及因為有多個雙鍵，多少有一些抗氧化的功能，對於所有人都很合適。

比如紅花油、葡萄籽油、葵花油、核桃油、大豆油、玉米油裡面含有較多的多元不飽和脂肪酸。這些油跟單元不飽和脂肪酸一樣，在未精製之前沸點（冒煙點）較低，所以如果要用來炒菜或油炸，要避免未精製的產品。

➠ Omega-3脂肪

魚油中含有多元不飽和脂肪酸DHA、EPA，亞麻仁油是植物性Omega-3脂肪的來源，這些屬於健康食品的項目，主要的功能有抗氧化及減少發炎反應。

由於Omega-3有抑制發炎反應的作用，所以特別合適脾經過高造成過敏反應增加的人；反之，脾經太低，免疫力不足所引起的發炎反應，就不應該刻意服用Omega-3來抑制，因為已經不足的免疫反應，再用Omega-3來抑制的話，身體的狀況只會越來越糟。

➠ 油脂影響脈象與健康的實例

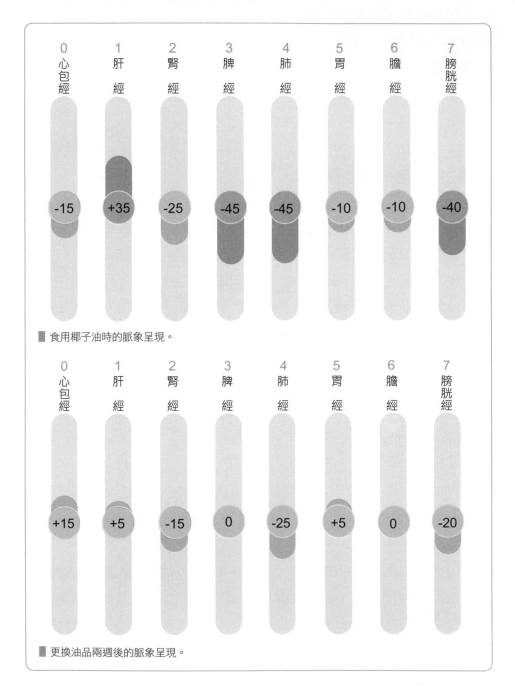

0 心 包 經	1 肝 經	2 腎 經	3 脾 經	4 肺 經	5 胃 經	6 膽 經	7 膀 胱 經
-15	+35	-25	-45	-45	-10	-10	-40

■ 食用椰子油時的脈象呈現。

0 心 包 經	1 肝 經	2 腎 經	3 脾 經	4 肺 經	5 胃 經	6 膽 經	7 膀 胱 經
+15	+5	-15	0	-25	+5	0	-20

■ 更換油品兩週後的脈象呈現。

我們曾經有一個科學脈診使用者，生活作息很健康，每週也都有固定的運動，但是他的脈象常常會出現容易心肌梗塞的結果。

　　他來參加我們的體質調整課程確認飲食習慣時，我們發現他正在進行生酮飲食，長期把椰子油當做主要的食用油，而飽和脂肪的椰子油非常不適合有心梗風險的人，所以我們建議他把食用油從椰子油改成單一不飽和脂肪酸較高的酪梨油或橄欖油。

　　經過兩個星期之後，他日常的脈象就從有心肌梗塞風險的狀況變成了比較健康的陰虛脈象。再次證明了選擇正確的飲食對身體的影響有多大。

「看見」食物的影響力，
　　脈診測試食物功效

　　多吃營養的食物，對身體健康到底有沒有幫助呢？

　　利用脈診實際測試觀察，我們發現食物所含營養素在體內消化吸收後，會影響我們的血液循環。而這個影響，會因每個人的消化吸收狀態不同而有所差異。以下就用幾個脈診實驗的案例，來說明並讓大家「看見」食物的影響力。

⯈ 體質不同影響不同：哪種人不能吃小番茄

　　小番茄是臺灣常見的水果之一，市面上的小番茄依品種不同，可以看到外皮呈紅色、黃色，甚至綠色；形狀上也略有差異，例如長圓形的聖女番茄、橢圓形的玉女番茄等。現在許多的小番茄種植技術優良，甜分也高，常讓人不自覺一顆接一顆，在義大利就有句諺語說：「番茄紅了，醫生的臉就綠了！」可見番茄的營養價值。

　　這個測試是請受測者食用紅色小番茄約15～20顆（約170～180克），結果發現大部分人有增加肺經和膀胱經的效果，所以適合肺虛或同時伴有膀胱經較低的人食用。但是若測前脾虛、肺經高的人，吃完後肺經及膀胱經都有明顯增加，表示他們不適合食用小番茄。

　　下頁脈象圖為測試的結果，可以看出不同脈象體質的人，食用小番茄後造成的影響不同。

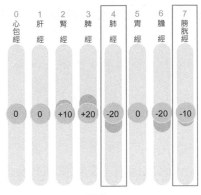

測前

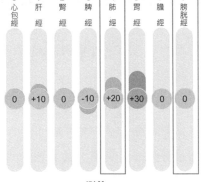

測前

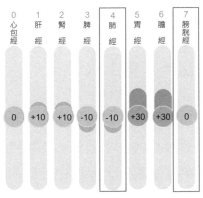

測後1.5小時

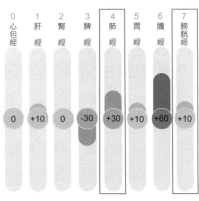

測後1.5小時

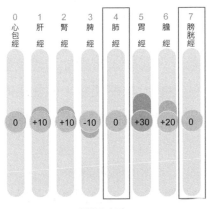

測後2小時

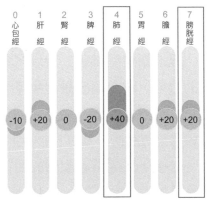

測後2小時

■ 1號測試者：測前有肺虛脈，吃完小番茄後，增加肺經與膀胱經，表示適合吃小番茄。

■ 2號測試者：測前脾虛脈，肺經高，吃完小番茄後，肺經更高與膀胱經增加，表示不適合吃小番茄。

小番茄屬於水果類，大番茄屬於蔬菜類，最大差別在於其碳水化合物含量的不同。在同樣重量的情況下，小番茄含碳水化合物較高，大番茄含碳水化合物較低。

大番茄較能夠增加飽足感，對於控制體重的朋友是很好的選擇；而小番茄則是營養價值較高，含有較多的碳水化合物，因此需要控制血糖的朋友，建議一次不要吃太多囉！此外，小番茄含有較多的維生素A、維生素C、葉酸、β-胡蘿蔔素等，以及較多的茄紅素。

➡ 功效與食用量多少有關：堅果吃多了會上火

開心果外型像是嘴角上揚的微笑，是過年人人喜愛的零嘴之一，常常一打開就停不下嘴，一顆接一顆，很容易就會吃過量。在食物分類上，開心果屬於油脂堅果類，不僅富含維生素B6，參與色胺酸的代謝，幫助產生快樂荷爾蒙——血清素（Serotonin），還含有豐富的不飽和脂肪酸、維生素A及膳食纖維等，適量食用有助於減少血脂肪、預防心血管疾病。

經過指診測試後，發現只要不吃過量，大部分人有增加脾經及膽經的效果，顯示開心果對免疫及消化系統功能是有幫助的。但如果吃過量，會變為傷寒／發炎脈，表示身體有超出負擔的情形，這時候也比較容易有嘴破、長痘痘的症狀。

從接下來這頁脈象圖的變化可以看到，受測者吃過量後，「上火」的脈象表現。由此可見，大家吃開心果適量就好，每天大約15～20克（約20粒）即可，吃過量不僅容易使人肥胖，同時也增加身體的負擔，若您有感冒或其他上火症狀，更是千萬別過量。

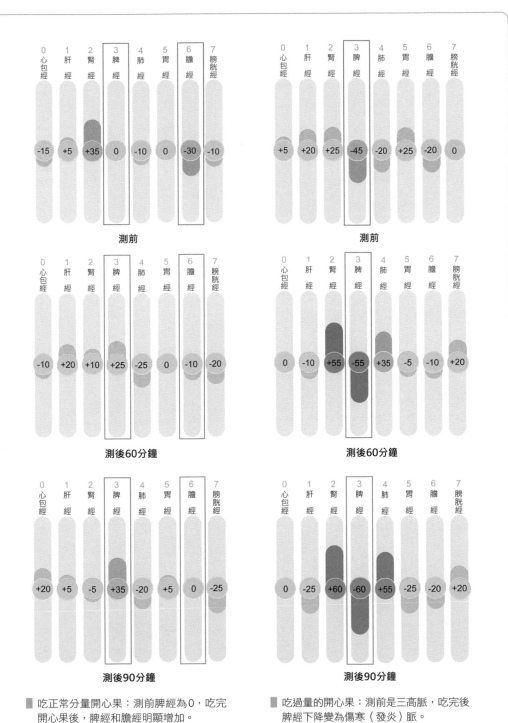

吃正常分量開心果：測前脾經為0，吃完開心果後，脾經和膽經明顯增加。

吃過量的開心果：測前是三高脈，吃完後脾經下降變為傷寒（發炎）脈。

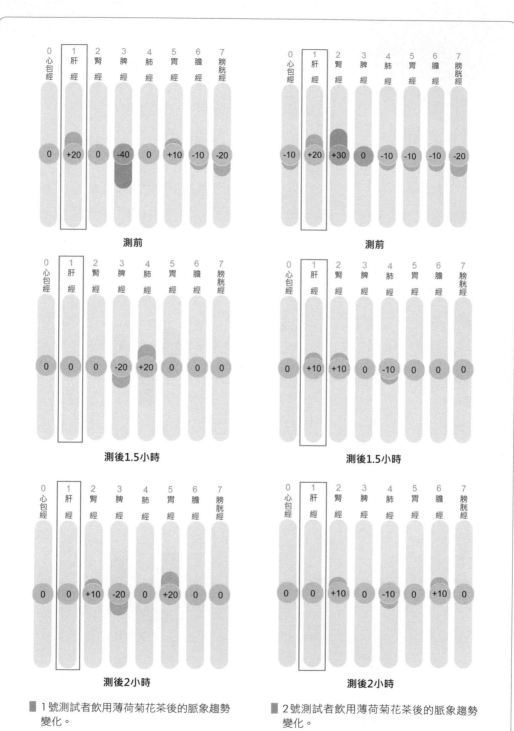

■ 1號測試者飲用薄荷菊花茶後的脈象趨勢
　變化。

■ 2號測試者飲用薄荷菊花茶後的脈象趨勢
　變化。

⇒ 民間食療是否有用：薄荷菊花茶的實驗

一般人覺得自己火氣大時，習慣會喝涼茶來降火氣，在這裡分享以薄荷菊花茶做測試的結果，從喝完在脈象上的表現，一窺涼茶對經絡的影響。

薄荷味清涼，有利於提神醒腦、緩解壓力。《本草綱目》有云：「薄荷辛能發散，涼能清利，專於消風散熱。」具有健胃祛風、清熱解表的功效；而菊花在《本草綱目》裡記載道：「味甘，性寒，能散風熱、平肝明目。」菊花茶清熱去火，也能幫助緩解眼睛疲勞與視力模糊的情形。

在薄荷菊花茶的指診測試中，每位受測者取乾燥薄荷10克及乾燥菊花20克，以350毫升的熱水悶泡5至10分鐘，喝完後測試結果發現，大部分人有降低肝經的效果，且部分人有增加脾經的效果，顯示可能與文獻上所述菊花具有清熱解毒功效，以及薄荷能夠刺激消化的效果相關。

若有肝火旺、感覺燥熱的情形，建議不妨也試試看喔！左頁兩組飲用前後測試的脈象圖顯示，兩位受測者在喝完薄荷菊花茶後都有降火氣的效果。

⇒ 哪裡虛補哪裡

雖然體質不同，食物的影響不同，但在某些食物測試上，多數人在測試後都有類似的結果，我們將常見可補腎、肺、脾與胃的食物整理如下表（182頁），提供大家參考。但由於每個人消化吸收以及代謝的能力不同，所以這份資料僅供參考。正常來說，在食物測試的時候，幾乎很少會每個人都出現一樣的結果，我們公開的食物清單，都

是在經過多數人測試時最少有一半以上的人有共同趨勢。

　　食材取得的來源不同，料理的方式不同，也可能會影響最後的效果，因此還是建議大家自己測試食用前後脈象的差異，觀察各種食物對自己的影響，找出真正適合自己的食物！

提升腎經/肺經的食物	薏仁湯、芝麻糊、杏仁茶、白菊花茶、黑木耳飲、小番茄、牛蒡排骨湯、橄欖油義大利麵、空心菜、菠菜、青花菜、清炒高麗菜、葡萄
提升脾經的食物	枸杞菊花茶、核桃、牛蒡排骨湯、橄欖油義大利麵、水煮蛋、玉米筍、四季豆、空心菜、菠菜、水煮筊白筍、白蘿蔔、烤蘑菇、薑母茶、毛豆、南瓜牛奶、鮮奶、覆盆莓、魚油、起士、開心果
提升胃經的食物	仙草凍、糖炒栗子、花生醬、火龍果、木瓜、柚子、烤鮭魚、檸香烤棒腿、小黃瓜、毛豆、鹹蛋苦瓜、焗烤櫛瓜、白蘿蔔

＊想了解更多飲食相關的脈診測試，歡迎追蹤「金姆健康-王唯工科學脈診」粉絲專頁。

［後記］

　　爸爸在他最後一本書《以腎為基》的後記中，最後寫上了這麼一段文字：

　　我們在本書也只是提出一個看法、一個說法，還請大家努力地找出漏洞，盡力的做出批判。但是一切要根據邏輯，「理性」的討論總是能讓我們越發接近一件事或物的本質！

　　我想我寫的這本延續的書也是一樣。我們在他的位置上，跟著團隊繼續追逐著他的夢想，還請大家不要吝嗇地給我們批評與指教，一同挖掘先人的智慧，傳承偉大的中醫。

　　非常感謝這幾年在我們發展的過程中，與我們共同研究開發、熱情指導的先進，以及每一位支持我們的朋友！我們會帶著你們與爸爸的期待，繼續在科學脈診的研究與發展中努力，持續不斷地與大家分享我們最新的研究成果。非常歡迎大家的意見與批評，以及學術與商業的各種合作。

2020.05.11

［脈診結果一覽表］

-（負值）過低，血液較少		經絡説明			+（正值）過高，血液較多	
身體狀況	名稱	諧波	經絡	功能	名稱	身體狀況
1.心臟過勞 2.只有C0負+C2正：心臟強（其餘經絡均無正負的情況）	心脈弱	C0	心包經	心臟力量（冠狀動脈循環）	心火	疲勞初期
1.鬱鬱寡歡 2.肝硬化	肝虛	C1	肝經	肝臟的血液循環（解毒）	肝火	1.攝取含毒飲食（例：藥物、咖啡） 2.肝臟發炎中 3.睡眠不足 4.數值越高，冠狀動脈堵塞的情況越嚴重
1.先天體弱 2.腎/下肢循環差 3.男：性功能衰退 4.女：不易受孕	腎虛	C2	腎經	腎臟與下焦（下肢）的血液循環（先天之本）	-	（唯一數值過高仍是健康的經絡）
增加腎經與肺經的食物：薏仁湯、芝麻糊、杏仁茶、白菊花茶、黑木耳飲、小番茄、牛蒡排骨湯、橄欖油義大利麵、空心菜、菠菜、青花菜、清炒高麗菜						
1.消化系統虛弱 2.血糖問題：易得糖尿病 3.免疫力虛弱	脾虛	C3	脾經	消化系統（血液的運行）血糖調控、胃氣的根源—免疫力調控	脾實	1.過敏 2.便秘
增加脾經的食物：枸杞菊花茶、核桃、牛蒡排骨湯、橄欖油義大利麵、水煮蛋、玉米筍、四季豆、空心菜、菠菜、水煮筊白筍、白蘿蔔、烤蘑菇						

-（負值）過低，血液較少		經絡說明			+（正值）過高，血液較多	
身體狀況	名稱	諧波	經絡	功能	名稱	身體狀況
1.呼吸道血液循環不足：多痰、易咳、呼吸道容易感染、高山症候選 2.老化：高血脂、高血壓（+C1正）、骨質疏鬆 3.冠狀動脈堵塞候選	肺虛	C4	肺經	呼吸器官血液循環中焦	肺火	傷寒脈：C2,7,4高 1.感冒/發炎 2.生理期/排卵（單邊）/懷孕期間
1.胃酸分泌不足 2.積食	胃虛	C5	胃經	胃與胃經的血液循環	胃火	1.飯前 2.胃酸分泌過多，胃潰瘍（+C3負） 3.臉上胃經痘痘
增加胃經的食物：仙草凍、糖炒栗子、花生醬、火龍果、木瓜、柚子、烤鮭魚、檸香烤棒腿、小黃瓜、鹹蛋苦瓜、焗烤櫛瓜、白蘿蔔						
1.頭上血液循環不良 2.常常伴隨C3負 3.精神不濟	膽虛	C6	膽經	上焦（頭部）與膽經的血液循環 *左右數值差異大：注意脖子歪斜的可能	-	1.頭上血液過量：用腦中，思慮過多（易失眠） 2.脖子歪（左右數值差異大）可能造成高血壓
1.背部循環不良 2.伴隨C2負→（下焦）下肢循環虛弱 3.伴隨C4負→（中焦）心肌梗塞機會增加		C7	膀胱經	身體背部為主，延伸從頭（後腦）至腳	-	傷寒脈：C2,7,4高 1.感冒/發炎 2.生理期/排卵（單邊）/懷孕期間

國家圖書館出版品預行編目資料

從食指看健康：王唯工科學脈診生活保健指南 /
王恬中著. -- 臺北市：商周出版：家庭傳媒城
邦分公司發行, 2020. 09
　面；　公分. -- (商周養生館；66)
ISBN 978-986-477-911-6(平裝)

1.中醫 2.養生 3.脈診

413.21　　　　　　　　　　　109012424

商周養生館 66

從食指看健康：王唯工科學脈診生活保健指南

作　　　者／王恬中
文 字 整 理／吳憶鈴
企 畫 選 書／林淑華
責 任 編 輯／林淑華
編 輯 協 力／葛晶瑩

版　　　權／黃淑敏、吳亭儀、邱珮芸、劉鎔慈
行 銷 業 務／周佑潔、黃崇華、張媖茜
總 編 輯／黃靖卉
總 經 理／彭之琬
事業群總經理／黃淑貞
發 行 人／何飛鵬
法 律 顧 問／元禾法律事務所王子文律師
出　　　版／商周出版
　　　　　　台北市104民生東路二段141號9樓
　　　　　　電話：(02) 25007008　傳真：(02)25007759
　　　　　　E-mail：bwp.service@cite.com.tw
發　　　行／英屬蓋曼群島商家庭傳媒股份有限公司城邦分公司
　　　　　　台北市中山區民生東路二段141號2樓
　　　　　　書虫客服服務專線：02-25007718；25007719
　　　　　　服務時間：週一至週五上午09:30-12:00；下午13:30-17:00
　　　　　　24小時傳真專線：02-25001990；25001991
　　　　　　劃撥帳號：19863813；戶名：書虫股份有限公司
　　　　　　讀者服務信箱：service@readingclub.com.tw
　　　　　　城邦讀書花園 www.cite.com.tw
香港發行所／城邦（香港）出版集團
　　　　　　香港灣仔駱克道193號_ E-mail：hkcite@biznetvigator.com
　　　　　　電話：(852) 25086231　傳真：(852) 25789337
馬新發行所／城邦（馬新）出版集團【Cite (M) Sdn Bhd】
　　　　　　41, Jalan Radin Anum, Bandar Baru Sri Petaling, 57000 Kuala Lumpur, Malaysia.
　　　　　　電話：(603) 90578822　傳真：(603) 90576622

封 面 設 計／行者創意
排 版 設 計／林曉涵
內 頁 圖 片／葛晶瑩、陶一山（經絡穴道圖）
印　　　刷／中原造像股份有限公司
經 銷 商／聯合發行股份有限公司
　　　　　　新北市231新店區寶橋路235巷6弄6號2樓　電話：(02) 2917-8022　傳真：(02)2911-0053

■2020年 9 月 1 日　　　　　　　　　　　　　　　　Printed in Taiwan
■2020年 12 月 31 日　初版2.3刷
定價 360 元

城邦讀書花園
www.cite.com.tw

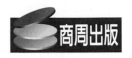

廣　告　回　函
北區郵政管理登記證
北臺字第000791號
郵資已付，免貼郵票

104　台北市民生東路二段141號2樓

英屬蓋曼群島商家庭傳媒股份有限公司城邦分公司　收

- -

請沿虛線對摺，謝謝！

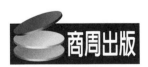

書號：BUD066　　　　　書名：從食指看健康　　　　編碼：

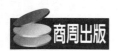 商周出版

讀者回函卡

感謝您購買我們出版的書籍！請費心填寫此回函卡，我們將不定期寄上城邦集團最新的出版訊息。

不定期好禮相贈！
立即加入：商周出版
Facebook 粉絲團

姓名：＿＿＿＿＿＿＿＿＿＿＿＿＿＿＿＿＿ 性別：□男 □女

生日：西元＿＿＿＿＿＿年＿＿＿＿＿＿月＿＿＿＿＿＿日

地址：＿＿＿＿＿＿＿＿＿＿＿＿＿＿＿＿＿＿＿＿＿＿＿

聯絡電話：＿＿＿＿＿＿＿＿＿＿ 傳真：＿＿＿＿＿＿＿＿＿

E-mail：

學歷：□ 1. 小學 □ 2. 國中 □ 3. 高中 □ 4. 大學 □ 5. 研究所以上

職業：□ 1. 學生 □ 2. 軍公教 □ 3. 服務 □ 4. 金融 □ 5. 製造 □ 6. 資訊

　　　□ 7. 傳播 □ 8. 自由業 □ 9. 農漁牧 □ 10. 家管 □ 11. 退休

　　　□ 12. 其他＿＿＿＿＿＿＿＿＿＿＿＿＿＿＿＿＿＿

您從何種方式得知本書消息？

　　　□ 1. 書店 □ 2. 網路 □ 3. 報紙 □ 4. 雜誌 □ 5. 廣播 □ 6. 電視

　　　□ 7. 親友推薦 □ 8. 其他＿＿＿＿＿＿＿＿＿＿＿

您通常以何種方式購書？

　　　□ 1. 書店 □ 2. 網路 □ 3. 傳真訂購 □ 4. 郵局劃撥 □ 5. 其他＿＿＿

您喜歡閱讀那些類別的書籍？

　　　□ 1. 財經商業 □ 2. 自然科學 □ 3. 歷史 □ 4. 法律 □ 5. 文學

　　　□ 6. 休閒旅遊 □ 7. 小說 □ 8. 人物傳記 □ 9. 生活、勵志 □ 10. 其他

對我們的建議：＿＿＿＿＿＿＿＿＿＿＿＿＿＿＿＿＿＿＿＿

　　　　　　　＿＿＿＿＿＿＿＿＿＿＿＿＿＿＿＿＿＿＿＿＿＿＿

　　　　　　　＿＿＿＿＿＿＿＿＿＿＿＿＿＿＿＿＿＿＿＿＿＿＿